Ch. PEJAUDIER

Les Bons Soins

En attendant le Médecin

En Vente : chez l'Auteur

45, Avenue de Malakoff. – PARIS

et dans toutes les Librairies.

Le volume : 2 Francs.

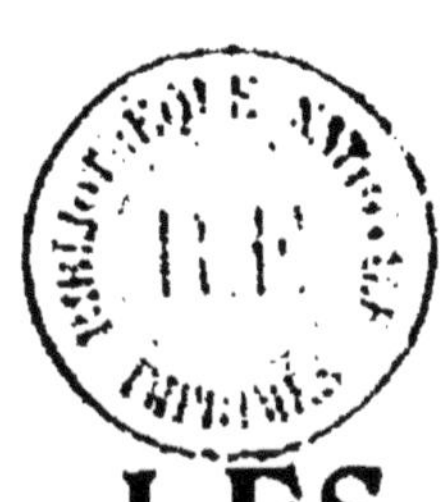

LES BONS SOINS

Ch. PEJAUDIER

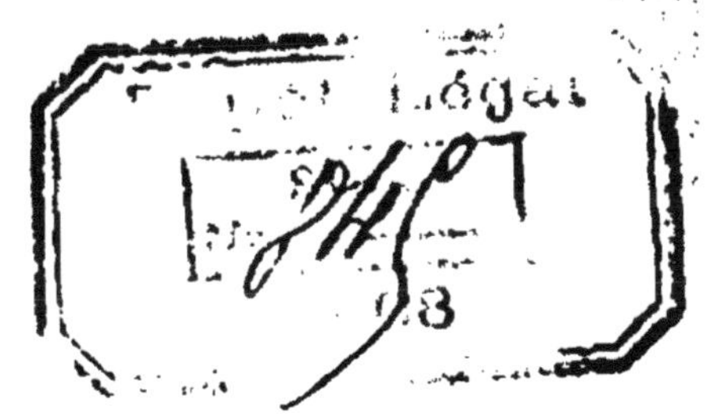

Les Bons Soins

En attendant le Médecin

En Vente : chez l'Auteur

45, Avenue de Malakoff. — PARIS

et dans toutes les Librairies

Le volume : 2 Francs

AU LECTEUR

L'ordre alphabétique que j'ai dû adopter pour faciliter les recherches rendra la lecture de ce livre un peu aride. Je demande au lecteur d'être indulgent et de vouloir bien continuer jusqu'à la fin, car je suis persuadé qu'il y trouvera des renseignements utiles dont il aura souvent l'occasion de se servir.

C. P.

PRÉFACE

Ce livre s'adresse à tous ceux qui ont le désir d'être utiles à leurs semblables. Un homme tombe dans la rue frappé de congestion. Que doit-on faire? Peu de personnes le savent, et pourtant d'une intervention rapide dépend souvent la vie de la victime. Dans une promenade, un ami fait une chute et se blesse. Le médecin est éloigné. Que faire en attendant son arrivée? J'ai réuni dans ce volume les formules élémentaires que nécessitent les cas urgents. Mon but a été de populariser les connaissances dont l'application peut être d'un secours immédiat.

Certes, je n'ai pas eu la prétention de substituer quelques formules à la science du médecin. Celui-ci reste toujours le directeur de la santé; au moindre cas, je ne dis pas grave, mais simplement douteux, il est indispensable de l'appeler et de suivre rigoureusement ses prescriptions. Mais, en attendant sa venue, certains soins peuvent et doivent être donnés. De plus, à lui seul, ie médecin ne peut pas tout faire; il y a nombre de soins qu'il n'a pas le loisir de donner lui-même et qui ont une grande importance. Deux exemples entre mille : Un vésicatoire est jugé nécessaire; s'il est mal appliqué, il n'agit pas et c'est une perte de temps parfois irréparable. Le docteur a prié de prendre la température; si celle-ci n'est pas enregistrée exactement, il peut en résulter les conséquences les plus sérieuses sur la marche de la maladie.

Ce volume renferme toutes les indications nécessaires pour que chacun puisse devenir l'aide éclairé du médecin.

Les mamans y trouveront la façon de préparer la plupart des médicaments usuels : cataplasmes, bains, tisanes, pansements des brûlures et des plaies légères, pose des ventouses, des sinapismes, etc., toutes choses bien simples que l'on ignore très souvent.

En résumé, faire de ce livre un guide essentiellement pratique, pouvant être lu par tous, même par les enfants et les jeunes filles : tel a été mon but.

Je me trouverai largement récompensé de mon effort si j'ai pu être utile en apprenant à chacun à le devenir.

CH. PEJAUDIER.

Les Bons Soins

ABLUTIONS FROIDES

Pour faire une ablution froide, on projette une certaine quantité d'eau sur le corps, de manière à le mouiller plus ou moins complètement.

Pour les personnes bien portantes, le meilleur procédé consiste à se placer dans un tub renfermant de l'eau chaude jusqu'au-dessus de la cheville et à se verser rapidement de l'eau froide sur la poitrine et dans le dos à l'aide d'un broc. S'envelopper ensuite dans un drap sec, s'essuyer, se vêtir à la hâte et marcher.

Pour les malades, le tub est placé auprès du lit et l'on opère comme précédemment; le malade est bien séché et couché.

Les ablutions froides sont souvent employées pour la fièvre; dans ce cas, la température de l'eau est un facteur important, car l'eau doit être d'autant plus froide que la température du malade est plus élevée :

Si celle-ci est de 38°, l'eau doit avoir 15°.
—   40°,   —   12°.
—   41°,   —   4°.

Beaucoup de personnes s'administrent des ablutions froides en pleine transpiration; cela n'offre aucun danger à condition que l'ablution ne dure pas plus d'une minute, que la réaction se fasse bien et que la température de la pièce soit de 18°.

ANGINE DE POITRINE

Les crises d'angine de poitrine sont caractérisées par une douleur cardiaque accompagnée de vive angoisse. Le malade s'applique à arrêter sa respiration pour apporter du soulagement à la douleur qu'il éprouve.

Ces crises sont extrêmement pénibles pour le patient et elles effraient les personnes de l'entourage.

Il faut au plus vite faire asseoir le malade, lui appliquer des compresses chaudes sur le cœur et lui faire respirer du nitrite d'amyle. Ce produit pharmaceutique est renfermé habituellement dans des ampoules de verre; on en brise une et on met 3 ou 4 gouttes du liquide sur un mouchoir. Ne pas approcher le mouchoir trop rapidement pour éviter de suffoquer le malade. Inutile de dire que le médecin doit toujours être appelé.

APOPLEXIE

Le malade s'affaisse subitement, la face est congestionnée, la respiration bruyante et difficile, les pupilles des yeux sont inégales, la tête s'incline soit à droite soit à gauche, et si l'on soulève les membres du côté où elle penche, ils retombent inertes, tandis que ceux du côté opposé gardent les positions qu'on leur donne.

Le malade ayant été placé la tête haute, desserrer tout ce qui peut comprimer une partie du corps, col, cravate, corset; appliquer des compresses d'eau froide sur la tête; mettre des sinapismes aux jambes et donner un lavement avec 2 cuillerées de sel de cuisine. Piquer ensuite avec une aiguille l'extrémité du petit doigt et les lobes de l'oreille et appeler un médecin au plus vite.

BAINS

On nomme **Bains** l'immersion d'une partie ou de la totalité du corps dans un milieu liquide, solide, demi-solide, vaporeux ou gazeux.

Selon la nature de leur constitution, les bains se divisent donc en :

1° **Bains liquides** (eau froide ou eau chaude : eau de rivière, eau de mer, eau minérale);

2° **Bains solides** (bains de sable);

3° **Bains demi-solides** (bains de boue, de marc de raisin, de fumier);

4° **Bains de vapeur** (vapeur d'eau ou vapeur chargée de principes médicamenteux);

5° **Bains de gaz** (air chaud, acide carbonique, oxygène).

BAINS LIQUIDES

Les bains liquides sont de trois sortes :

1° Les bains *froids*, dont la température est au-dessous de 25°;

2° Les bains *tièdes*, dont la température varie entre 25 et 35°;

3° Les bains *chauds*, dont la température monte au-dessus de 35°.

BAINS FROIDS. — Les bains froids sont dits *naturels* quand on les prend dans la mer, dans une rivière, un fleuve ou à la source même d'une eau minérale; ils sont *artificiels* quand on les prend dans une baignoire.

Les **Bains de mer**, dans la plupart des cas, ne sont que prétexte à villégiature. Les citadins, qui de juin à septembre envahissent les plages de Normandie ou de Bretagne, se soucient moins de l'hygiène que de la mode ou de leur plaisir. Ils sacrifient à l'habitude, à l'entraînement, sans se douter que le bain de mer constitue une médication sérieuse, soumise à des règles impérieuses, dont malade ou bien portant ne peut pas se départir sans danger.

Il importe, en premier lieu, que le costume remplisse certaines conditions. Il doit être fait de tissu léger, laisser libres tous les mouvements et permettre par son ampleur que l'eau reste en contact direct avec la peau. Sous un costume collant, le baigneur se refroidit vite et se prive de l'excellent effet produit par le mouvement continu des vagues.

En arrivant dans une station balnéaire, il est prudent d'attendre trois ou quatre jours avant de se baigner, l'influence d'un nouveau climat pouvant modifier l'état général. Le bain doit être pris à jeun, deux heures après le petit déjeuner ou quatre heures après le repas de midi.

Le bain de mer nécessite des précautions trop souvent méconnues. Il est très nuisible, par exemple, de s'immerger ayant froid; il est bon de marcher jusqu'à réchauffement, sans transpirer toutefois. On se déshabille rapidement et l'on entre brusquement dans l'eau en s'y plongeant en entier, tête comprise.

Pour bénéficier de l'excitation des fonctions générales et d'une réaction nécessaire, il ne faut pas entrer lentement dans l'eau et se mouiller progressivement.

Les personnes qui ne savent pas nager se confieront à un guide, et celui-ci, dès l'immersion du corps accomplie, leur versera deux seaux d'eau sur la tête. Tout en cherchant à laisser les membres le plus possible dans la mer, il est nécessaire de s'agiter, en se baissant, en se relevant, en changeant de place à l'aide des cordes. Quant aux personnes qui savent nager, elles ne devront pas rester immobiles tant que durera le bain. Cette durée peut varier de trois à cinq minutes pendant les premiers jours; elle augmentera progressivement jusqu'à dix minutes, mais cet espace de temps ne doit pas être dépassé sans autorisation du médecin.

Au sortir du bain, dès que vous avez revêtu votre peignoir de laine, il faut courir jusqu'à la cabine, mettre les pieds dans l'eau chaude et vous essuyer promptement, vous habiller de même et marcher pendant un quart d'heure au moins. Après cette marche, vous devez éprouver une sensation de bien-être; si, au contraire, la réaction ne s'était pas produite encore et si la sensation de froid persistait, il faudrait rentrer immédiatement chez soi, se coucher, se bien couvrir, boire une tasse de thé ou un grog chaud de façon à ramener la circulation périphérique.

L'abbé Kneipp, dont la méthode fait autorité dans bien des milieux, prétend que l'on se refroidit toujours en s'essuyant après un bain; il conseille donc de se vêtir sans friction préalable, de façon à soustraire le corps au contact immédiat de l'air extérieur et de marcher jusqu'à séchage complet. Certaines personnes préconisent ce moyen qui leur convient à merveille; toutefois, si l'on s'essuie vivement à l'aide d'un peignoir laineux, le refroidissement n'est pas à craindre, et l'on n'a pas la sensation désagréable de se promener avec du linge mouillé.

Quantité de gens ne peuvent s'habituer aux bains de mer parce que, chez eux, la réaction se faisant mal, le froid persiste pendant plusieurs heures. Ceux-là feront bien de s'abstenir; de même, les enfants qui montrent une antipathie insurmontable pour l'immersion en eau froide ne devront pas être contraints à cet exercice.

Les bains de mer produisent quelquefois une violente irritation de la peau que l'on dénomme « urticaire marine ». Dans ce cas, si les démangeaisons sont trop vives et répétées, il faut cesser l'usage des bains de mer et les remplacer pendant quelques jours par des bains de son ou d'amidon.

Les **Bains de rivière** sont soumis aux mêmes règles que les bains de mer. Quant à ceux d'eaux minérales, c'est le médecin de la source dont les conseils doivent vous guider.

BAINS FROIDS ARTIFICIELS. — Les bains froids artificiels se prennent à domicile, dans une baignoire; ils sont composés d'eau naturelle amenée à la température indiquée. Ces bains sont fort employés pour combattre les fièvres, particulièrement la fièvre typhoïde. Si le médecin n'a pas donné d'indications précises, procédez de la façon suivante :

Avant l'immersion, asperger le visage et le thorax avec l'eau du bain pour éviter un saisissement, plonger ensuite le malade dans la baignoire placée près du lit, mais assez isolée cependant pour qu'il soit possible d'évoluer autour. Faire boire au malade, pendant qu'il est dans le liquide, un verre d'eau ou de lait froid; verser lentement sur la nuque de l'eau plus froide que celle du bain, c'est-à-dire de l'eau que l'on aura tirée à l'avance dans un broc;

pratiquer ainsi trois affusions : la première au début de l'immersion, la seconde au milieu, la dernière à la fin.

Le premier jour, le bain doit avoir 22°, si cette température est supportée par le patient ; elle est diminuée d'un degré par jour jusqu'au minimum de 18°. Au bout de dix ou douze minutes, le malade est secoué d'un grand frisson : c'est le moment de le retirer du bain. On le porte alors sur un drap sec et légèrement chauffé, on l'essuie vivement en évitant de toucher l'abdomen, et on place à ses pieds une boule d'eau chaude.

Il ne faut pas faire abus de couvertures, car il est bon que les frissons durent un certain temps. La détente qui se produit ensuite provoque le sommeil, pendant lequel il vaut mieux que le malade soit couché sur le côté droit.

Ces bains, qui produisent d'excellents résultats et n'offrent aucun inconvénient s'ils sont pris comme il vient d'être indiqué, sont entrés difficilement dans la pratique courante. La grande masse du public n'admettant guère qu'on osât tremper dans l'eau froide un fiévreux à 39 ou 40° : c'était la fluxion de poitrine ou la pleurésie en perspective, et personne ne se disait qu'il est très logique d'employer l'eau froide pour abaisser la température.

BAINS TIÈDES. — Les bains tièdes se prennent habituellement à la température de 30 à 35° ; leur usage est plus général parce qu'ils n'ont aucune action sur la circulation ; ils ne modifient pas la température du corps et n'agissent point sur le pouls.

Les bains froids diminuent très sensiblement la chaleur humaine et ralentissent les battements du cœur ; les bains chauds, au contraire, élèvent la température et accélèrent le pouls; l'un et l'autre constituent une médication spéciale. Les bains entre 30° et 35° n'ayant aucune influence ne peuvent trouver leur emploi que dans un but de propreté. La température plus ou moins normale a donc, on le voit, une très grande importance; par conséquent, il est nécessaire de l'enregistrer aussi exactement que possible.

Pour mesurer la température, on se sert d'un thermomètre monté sur un morceau de liège qui en 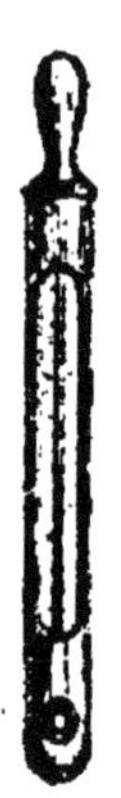 assure le flottement. La face intérieure du bouchon étant placée sur le degré 25, l'instrument est plongé dans le liquide pendant cinq minutes environ. Une précaution essentielle consiste à agiter l'eau du bain, avant l'immersion du thermomètre; autrement le liquide chaud, plus léger, reste à la surface et vous auriez la température de la nappe supérieure qui serait trop chaude alors que la couche d'eau inférieure serait trop froide.

Les bains d'eau tiède ne doivent être pris que trois heures après les repas et leur durée ne saurait excéder une demi-heure.

Il faut sortir du bain brusquement, s'envelopper aussitôt d'un peignoir chaud, s'essuyer par friction énergique, se vêtir rapidement et faire ensuite une marche d'un quart d'heure environ. Les personnes qui ne peuvent pas marcher feront bien de se coucher pendant une trentaine de minutes, d'achever de s'essuyer au lit, et, pour faire disparaître toute trace d'humidité, de se poudrer avec de la poudre de talc ou d'amidon.

Généralement, les salles de bains sont exiguës et la

vapeur produite par l'eau chaude y raréfie l'air tout en augmentant la température ambiante. Aussi fera-t-on bien d'ouvrir la fenêtre pendant cinq à six minutes pour alléger l'atmosphère, avant de se dévêtir et prendre place dans la baignoire.

La prudence la plus élémentaire commande de ne jamais s'enfermer à clé dans une salle de bains; il se pourrait en effet que, par suite d'un trouble dans les fonctions, impossible à prévoir à l'avance, un malaise subit ou une défaillance nécessite un secours immédiat.

BAINS CHAUDS. — Les bains chauds sont ceux dont la température dépasse 40°. Ils décongestionnent les organes profonds, mais en raison aussi de leur action déprimante ils ne doivent jamais être pris sans l'ordre du médecin qui les interdit aux personnes sanguines et à celles qui sont sujettes aux hémorragies.

Le bain chaud, à 40°, produit souvent la céphalalgie, l'anxiété et quelquefois même la syncope. Lorsqu'il est *trop chaud* il peut entraîner de graves accidents. Le malade éprouve alors dès le début de l'immersion une sensation d'étouffement avec des battements dans la tête, la sueur perle à son front, ses yeux s'injectent de sang, son visage s'empourpre et le mal de tête augmente à mesure que le bain se prolonge.

Dès l'apparition des premiers symptômes que nous signalons — ceci dit pour les personnes qui, n'ayant pas de thermomètre, prendraient un bain trop chaud — il faut sortir au plus vite de l'eau, car nombreux sont les cas de gens frappés de congestion à la suite d'un bain à température trop élevée.

BAINS MÉDICAMENTEUX

Les bains médicamenteux sont ceux dans la composition desquels il entre des substances médicamenteuses ou des eaux minérales naturelles. Les plus employés sont :

Bain alcalin. — Faire dissoudre 250 grammes de carbonate de soude dans l'eau du bain. Le carbonate de soude est simplement ce que les ménagères appellent « cristaux » et se servent pour nettoyer.

Bain d'amidon. — Prendre 500 grammes d'amidon et 5 litres d'eau. Placer d'abord l'amidon dans une bassine, faire un trou au milieu, verser lentement de l'eau froide en remuant vivement le mélange qui prend un aspect laiteux. Ajouter ensuite 5 litres d'eau bouillante et verser le tout dans l'eau du bain.

Il est indispensable de procéder comme nous venons de l'indiquer, parce que si l'on n'incorporait pas petit à petit l'amidon à l'eau on obtiendrait de gros grumeaux. D'autre part, l'amidon versé directement dans l'eau du bain sans avoir été préalablement délayé dans l'eau froide d'abord et l'eau bouillante ensuite, formerait une sorte de colle qui tomberait au fond de la baignoire et on n'aurait aucune efficacité comme adoucissant.

Bain aromatique. — Mélanger dans un *nouet* peu serré des feuilles de sauge, de thym, de serpolet, d'hysope, de menthe, d'origan, d'absinthe et de romarin (60 grammes de chaque) et faire infuser le tout pendant une heure dans 10 litres d'eau bouillante; verser ensuite le produit de l'infusion dans le liquide du bain.

Bain gélatineux. — Faire tremper 500 grammes de gélatine en grains dans 4 litres d'eau froide pendant une heure, chauffer alors jusqu'à dissolution complète de la gélatine et verser le liquide obtenu dans l'eau du bain.

Bain de Salies-de-Béarn. — Comme type de bains médicamenteux préparés avec des eaux minérales, nous prenons celui de Salies-de-Béarn parce que l'eau de cette source est livrée en bouteilles dans lesquelles le sel s'est cristallisé. Il est donc nécessaire de mettre la bouteille au bain-marie jusqu'à complète dissolution du sel; on verse alors le contenu de la bouteille dans le bain. En procédant autrement, la plus grande partie de la composition chimique serait perdue.

Bain savonneux. — Prendre 1 kilo de savon de Marseille, le couper en menus morceaux, le faire dissoudre dans 5 litres d'eau chaude et mélanger cette dissolution dans l'eau du bain.

Bain de sel. — Verser dans l'eau du bain, en l'éparpillant, un kilo de gros sel dit « sel de cuisine » et remuer le liquide après dissolution.

Bain de son. — Enfermer de 1 à 2 kilos de son dans un sac de toile, faire bouillir dans 5 litres d'eau pendant une demi-heure, exprimer fortement le contenu du sac et ajouter le liquide à l'eau du bain.

Bain sulfureux. — Faire dissoudre dans le bain 100 grammes de trisulfure de potassium, et brasser le liquide avant l'immersion.

Ce produit chimique attaque les baignoires en métal; il faut donc, dans ce cas spécial, employer une baignoire en bois ou en fonte émaillée.

Bain de tilleul. — Procéder comme pour le

bain aromatique, en faisant infuser, pendant une heure, 500 grammes de tilleul en bractées dans 10 litres d'eau bouillante.

Bain de Vichy. — Faire dissoudre 500 grammes de bicarbonate de soude dans l'eau du bain et brasser le liquide après dissolution.

En résumé, tous les bains à base de sels solubles se préparent en versant directement le produit dans l'eau du bain; les bains à base de plantes doivent être précédés d'une infusion dans une certaine quantité d'eau.

BAINS DE SIÈGE

Les bains de siège se prennent dans des baignoires spéciales ou dans des baquets assez profonds pour que l'eau atteigne le milieu de l'abdomen. Comme pour les bains ordinaires, il est loisible d'y ajouter des substances médicamenteuses.

Certains appareils sont fabriqués de telle manière qu'ils sont à eau courante et permettent de donner non seulement des bains de siège ordinaires, mais encore des douches anales, périnéales ou lombaires. Toutefois, comme l'emploi de ces appareils nécessite une installation spéciale, on ne les trouve que dans certains établissements.

De nos jours, les bains de siège sont presque uniformément remplacés par les bains ordinaires; ils ne sont utiles, d'ailleurs, qu'autant qu'il s'agit de localiser le bain aux *parties du corps placées entre les jambes.* Dans ce cas, il n'est pas nécessaire de faire monter l'eau jusqu'à mi-corps; il suffit d'immerger le périnée.

Pour combattre les hémorroïdes, l'irritation de la

vessie, les démangeaisons cutanées, l'emploi du bain de siège est efficace si l'on procède de la manière suivante : Prendre 30 grammes de racine de guimauve coupée, débarrasser un pavot de ses graines et le casser en petits fragments, et faire bouillir le tout dans deux litres d'eau jusqu'à ce que le liquide soit réduit à un demi-litre. Ajouter ensuite l'eau nécessaire pour obtenir une température de 35°.

BAINS DE PIEDS

Les bains de pieds se prennent froids ou chauds. Dans le premier cas, il suffit de tremper les pieds dans l'eau froide jusqu'à la naissance des mollets et de les y laisser pendant trois ou quatre minutes au maximum. Les essuyer soigneusement et, pour faire disparaître toute trace d'humidité, poudrer avec de l'amidon ou du talc pulvérisé.

Dans le second cas, l'eau doit être chaude à 45°. Il faut qu'à l'immersion une légère cuisson se fasse sentir et que les pieds deviennent un peu rouges.

Si l'on veut obtenir un effet émollient, par exemple en vue de se débarrasser de durillons ou de cors, la température doit être maintenue à 40°. On peut ajouter aux bains de pieds du sel, de l'amidon ou les préparer avec des plantes aromatiques, du son, de la guimauve, etc. Il suffit alors de faire dissoudre les produits solubles ou de faire bouillir les plantes dans l'eau qui sera employée pour le bain.

Le bain de pieds sinapisé mérite une mention à part, non seulement parce qu'il est fort en usage, mais aussi parce que sa préparation nécessite une attention spéciale.

BAINS DE PIEDS SINAPISÉS. — Prendre 150 gr. de farine de moutarde, ce qui représente environ deux fortes poignées, et les délayer dans de l'eau *froide*; ajouter ensuite l'eau tiède.

Il est indispensable d'employer d'abord de l'eau froide, car la farine de moutarde agit par l'essence qu'elle renferme, et celle-ci s'évapore par la chaleur; en se servant d'eau chaude, le bain de pieds n'aurait plus aucune efficacité.

On reconnaît qu'il est réussi quand les pieds deviennent d'un rouge vif.

BAINS SOLIDES

Le bain solide le plus communément employé est le bain de sable; encore ne s'en sert-on point comme autrefois pour le corps entier, mais simplement pour des parties localisées.

On fait chauffer le sable dans un fourneau de cuisine, on le verse dans un sac capable d'envelopper le membre ou le point malade, on recouvre cette sorte de cataplasme solide d'une étoffe de laine et de taffetas gommé, pour que la chaleur soit durable.

Les bains de sable affaiblissent beaucoup; leur seul avantage est de rester longtemps chauds.

BAINS DEMI-SOLIDES

Ces bains sont de trois sortes : ceux de boue, de marc de raisin ou de fumier.

Bains de boue. — Pour préparer un tel bain, on fait venir les boues du pays d'origine et on les mélange à l'eau d'un bain ordinaire. Pour un grand bain, 25 kilos sont nécessaires. S'il s'agit d'un bain local, on met la boue dans un sac suffisamment grand pour qu'il enveloppe le membre. Le sac, bien fermé, est trempé dans de l'eau très chaude, puis appliqué sur la partie malade, qu'il faut ensuite recouvrir de laine et de taffetas gommé.

Il est prudent d'essayer les bains de boue à domicile avant de se rendre aux endroits d'origine; cette précaution permet de savoir d'avance s'ils réussiront.

Bains de marc de raisin. — Autrefois, en thérapeutique, on avait fréquemment recours à ce genre de bains; or, il n'était pas sans danger, à cause de l'acide carbonique qui se dégage pendant la fermentation.

On immergeait le malade entièrement dans le marc qui produit, en fermentant, une température de 45°; on l'y laissait une demi-heure, puis on le couchait dans un lit bien chaud, après l'avoir essuyé.

Ces bains, qui relèvent du domaine de l'empirisme, sont remplacés avantageusement par les bains de vapeur.

Bains de fumier. — Ce vieux remède était fréquemment employé autrefois dans les campagnes pour guérir les rhumatismes chroniques. Dans un trou creusé dans le fumier, le malade se mettait tout entier ou plongeait le membre atteint. Tout autour du corps ou du membre, le fumier était soigneusement tassé afin qu'il fût en contact avec la peau. L'opération durait une demi-heure. Le fumier n'agissant que par la chaleur d'un milieu de fermentation, cette médication a fait place aujourd'hui à d'autres aussi efficaces et moins malpropres.

BAINS DE VAPEUR

Ces bains de sudation se prennent de deux manières :

1° Dans des salles appelées étuves totales, où le corps est entièrement exposé à l'action de la vapeur;

2° En étuves limitées, c'est-à-dire dans des caisses qui laissent la tête à l'air libre.

Entre les deux procédés la différence est notable. Dans le premier cas, la vapeur pénètre dans les poumons; dans le second, elle les épargne. Il est donc indispensable de consulter son médecin, pour savoir s'il convient de choisir l'étuve totale ou l'étuve limitée.

La température d'un bain de vapeur varie entre 40 et 75°; celle de 45 est préférable à toute autre.

En pénétrant dans un bain de vapeur, on éprouve une certaine angoisse qui, normalement, doit disparaître au bout de quelques minutes. La respiration doit redevenir libre et la sueur commencer à perler.

Si la sensation d'étouffement et d'anxiété ne se dissipait pas, si l'on ressentait des battements aux tempes, il faudrait se hâter de quitter l'étuve.

La durée du bain de vapeur est variable, selon les tempéraments; mais elle ne doit pas dépasser une demi-heure sans avis du médecin. Il est essentiel de se coucher à l'issue du bain et de rester deux heures avant de s'exposer à l'air extérieur.

Les bains de vapeur peuvent être funestes aux personnes qui se congestionnent facilement et sont sujettes aux hémorragies.

BAINS GAZEUX

Les bains gazeux se donnent à l'air chaud, à l'air comprimé ou raréfié, à l'acide carbonique, à l'oxygène, etc. Pour ces derniers, des appareils spéciaux s'imposent; on ne les trouve que dans certains établissements. Nous ne parlerons donc ici que des bains d'air chaud ou d'étuves sèches qui peuvent être pris à domicile.

Bains d'air chaud ou d'étuves sèches. — Les bains d'étuves sèches sont constitués par de l'air chauffé de 35 à 50° (la moyenne est 40°). Ils se prennent, comme les bains de vapeur, dans des salles disposées pour cet usage, où le corps est soumis en entier à l'air chaud ou dans une caisse qui, laissant la tête en dehors, permet de respirer l'atmosphère ambiante.

Les bains d'étuves en caisse peuvent être pris chez soi, à l'aide du dispositif suivant qui est économique et pratique :

Dans l'intérieur d'un tuyau de poêle de 20 à 25 centimètres de longueur, perforé de trous d'un centimètre de diamètre environ, vous placez une lampe à alcool armée de deux becs, si possible. Ceci fait, le petit appareil est disposé sous une chaise de cuisine dont le siège en bois est percé lui-même de trous.

Étant en chemise, on prend place sur cette chaise tandis que les pieds reposent sur un petit banc; on s'entoure d'une couverture de laine qui, croisée autour du cou, descend jusqu'à terre et forme ainsi une espèce d'entonnoir. En Amérique, où ces bains sont très répandus, on se sert d'une toile caoutchoutée formant parapluie et dont l'usage devrait être importé chez nous.

Une fois la lampe allumée, l'air intérieur s'échauffe jusqu'à 45° environ, ce qui est la température nécessaire.

Ce bain produit les mêmes phénomènes que le bain de vapeur, c'est-à-dire que l'on ressent une sensation de gêne et d'angoisse, puis la transpiration devient abondante. Au bout d'un quart d'heure, la sudation est suffisante; on se roule alors dans une couverture de laine, on se couche pendant une heure, au minimum, on s'essuie et change de linge.

Ces bains dépriment beaucoup, il est prudent de ne pas les répéter trop fréquemment.

BAINS ÉLECTRIQUES

Les bains électriques exigent une installation particulière: ou ils peuvent être pris secs, en s'exposant dans une caisse à la radiation de plusieurs lampes électriques; ou humides, en faisant passer un courant dans un bain ordinaire.

Les uns et les autres ont une action à laquelle il ne faut se soumettre qu'après un ordre du médecin.

BAINS DE VAPEUR TÉRÉBENTHINÉS

Ces bains méritent une mention spéciale car ils sont très efficaces dans les cas de rhumatisme chronique, de sciatique et de catarrhe pulmonaire.

Il est facile de les prendre chez soi grâce au petit appareil que nous avons décrit pour les bains

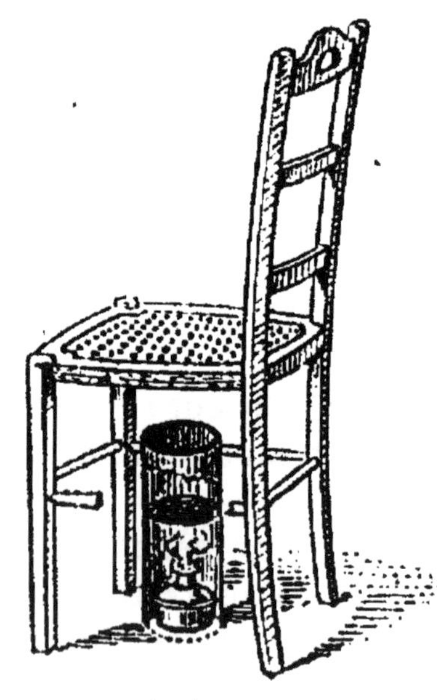

d'étuves; il suffit de fixer à mi-hauteur, dans l'intérieur du tuyau de poêle, une tôle percée de trous, formant séparation, et de placer au sommet une autre tôle formant couvercle et percée de même. Sur la tôle formant séparation on dispose une brique et sur celle-ci on étend des *copeaux de bois résineux* (1).

Le malade étant assis sur une chaise trouée, comme nous l'avons indiqué déjà, on allume la lampe à alcool placée dans la

---

(1) Il faut se procurer des copeaux résineux et, bien entendu, ne pas se servir de térébenthine, qui provoquerait un incendie.

partie inférieure du tuyau. Les copeaux s'échauffent, la résine dont ils sont imprégnés se liquéfie et dégage, à travers les trous, une évaporation qui, mêlée à l'air de l'espace clos, arrive jusqu'à la peau du malade, ainsi plongé dans un véritable bain de vapeurs térébenthinées.

Il faut avoir grand soin de ne pas oublier de mettre un isolant sur la séparation intérieure, autrement on risquerait d'enflammer les copeaux.

Ce petit incendie serait sans conséquence grâce au couvercle placé sur l'appareil, mais en prévenant la volatilisation de la résine il rendrait inutile toute l'opération.

La température de ces bains doit varier entre 45 et 55°.

S'il est utile de n'agir que sur une partie du corps, on place celle-ci au-dessus du petit appareil en l'enveloppant d'une couverture de laine.

Enfin s'il s'agit de localiser l'action sur les bronches, l'appareil est placé sur une chaise, et à l'aide d'un entonnoir fait avec du carton ou une couverture de laine, vous aspirez largement les vapeurs. Mais il faut veiller à ce que la température ne dépasse pas 40°, autrement la muqueuse respiratoire s'échaufferait et provoquerait une toux irritante.

Si l'état des bronches l'exige, rien n'est plus facile que de préparer de la même façon des bains de sauge, de genièvre, de romarin, de thym et, en général, de toutes les plantes aromatiques.

BLÉPHARITE CILIAIRE
Ou YEUX CHASSIEUX

Cette maladie est constituée par un amas de petites croûtes jaunâtres qui se forment au bord des paupières.

Elle existe surtout chez les enfants lymphatiques.

Les compresses d'eau de guimauve ou d'eau boriquée mises matin et soir sur les yeux réussissent très bien.

CONJONCTIVITE SIMPLE

Elle peut provenir d'une sensation de froid ou d'humidité, ou de la présence d'un corps étranger dans l'œil.

L'impression ressentie est celle d'un grain de sable dans l'œil. On se trouvera très bien de compresses de thé chaud matin et soir. Nous ne parlerons pas de la conjonctivite purulente, qui est du ressort du médecin. Disons toutefois que cette maladie est très grave et peut amener la perte de l'œil. De plus elle est contagieuse. Chez les nouveau-nés, elle revêt un caractère tout particulier de gravité.

LES BOUILLONS

Les bouillons de veau, de poulet et d'herbes sont à peu près les seuls que les médecins ordonnent.

Bouillon de veau. — Mettre 120 grammes de rouelle de veau dans 1,000 grammes d'eau, faire bouillir à petit feu pendant deux heures dans un vase clos et passer le liquide quand il est refroidi.

Le bouillon de poulet se prépare de la même façon.

Cette formule est celle du Codex, mais il est loisible de la modifier pour rendre le bouillon plus agréable.

Bouillon d'herbes. — Prendre :

> 40 grammes de feuilles fraîches d'oseille.
> 20 — — de laitue.
> 10 — de cerfeuil.
> 2 — de sel marin.
> 5 — de beurre frais.
> 1,000 — d'eau.

Laver les légumes, les faire bouillir jusqu'à cuisson complète, ajouter ensuite le sel et le beurre et passer le liquide obtenu.

BRULURES

Secours aux brûlés. — Quand une personne a les vêtements en feu, le premier soin doit être de *l'envelopper dans une couverture de laine*, un tapis, un pardessus ou une étoffe quelconque capable d'intercepter l'air, car le feu s'éteint par manque d'oxygène. Il faut bien se garder de jeter de l'eau; outre que le feu s'éteint moins rapidement, les douleurs causées par les brûlures deviennent plus vives et la personne inondée peut facilement contracter une congestion pulmonaire.

Le feu éteint, le blessé est recouvert d'un drap afin de le soustraire au contact de l'air qui augmente la douleur. Si le médecin tarde trop à venir, il faut couper les vêtements qui adhèrent au corps, percer les ampoules avec une aiguille flambée, panser les brûlures avec de l'huile, de la vaseline ou du liniment oléo-calcaire, et recouvrir les plaies d'une forte couche de coton hydrophile.

Beaucoup de dames ont la fâcheuse habitude de nettoyer leurs gants en les mettant aux mains et en les frottant l'un contre l'autre après les avoir imbibés de benzine ou d'essence. Ces produits sont très volatils et s'enflamment au contact du feu, même lorsque celui-ci est éloigné, car leurs vapeurs, plus lourdes que l'air, tombent sur le sol. Lorsque l'on fait ce nettoyage, il est donc indispensable de se mettre dans une pièce sans feu et sans lumière artificielle. C'est par négligence d'une telle précaution que de fréquents accidents surviennent, accidents d'autant plus sérieux que les brûlures qui en résultent sont toujours profondes, les gants faisant corps avec la peau.

Au cas où l'accident se produirait, il faudrait s'envelopper vivement les mains dans une étoffe quelconque et ne pas les tremper dans l'eau.

Les brûlures comprennent trois degrés.

1ᵉʳ degré. — La brûlure produit de la rougeur sur la peau avec gonflement des tissus et douleur vive. Un coup de soleil, de l'eau trop chaude déterminent cet effet.

Il suffit d'appliquer des compresses trempées dans de l'eau fraîche et de recouvrir de coton hydrophile imbibé d'huile.

2ᵉ degré. — Il y a formation d'ampoules, c'est-à-dire que le derme se soulève comme après un vésicatoire. Ne pas déchirer l'ampoule, tremper une aiguille dans de l'alcool, cognac ou eau de Cologne, la passer dans la flamme d'une bougie, percer l'ampoule en différents endroits pour faire écouler le liquide, puis appliquer une épaisse couche d'ouate sur laquelle a été étendue de la vaseline.

Ce pansement doit être fait matin et soir; au bout de quelques jours, la vaseline simple est remplacée par de la vaseline boriquée.

Le liniment oléo-calcaire (mélange par parties égales d'huile d'amandes douces et d'eau de chaux) est un remède excellent qui s'applique comme la vaseline sur du coton.

L'acide picrique, selon la formule du D⁰ Théry, c'est-à-dire en solution à 1 %, est très efficace. La brûlure est badigeonnée avec cette solution et recouverte de coton hydrophile.

Cette solution calme rapidement la douleur et amène une prompte cicatrisation, mais elle a l'inconvénient de donner une teinte jaune qui demeure longtemps et qu'il est très difficile de faire disparaître.

3ᵉ degré. — La brûlure est très profonde et forme une véritable plaie qui nécessite des soins particuliers de la compétence exclusive du médecin. En l'attendant, le pansement doit être fait comme pour celle du premier degré.

BRULURES PAR LES CAUSTIQUES

S'est-on brûlé avec de l'acide sulfurique (vitriol), de l'acide phénique, de l'acide nitrique ou eau-forte, il faut essuyer la brûlure avec du coton hydrophile, puis laver la partie atteinte avec de l'eau de savon ou de l'eau de Vichy pour neutraliser l'action de l'acide.

S'est-on brûlé avec de l'eau de Javel, de la soude ou. de l'ammoniaque, la blessure est lavée avec de l'eau étendue de vinaigre ou de jus de citron et pansée ensuite avec de la vaseline.

NOTE IMPORTANTE. — Dans tous les cas de brûlures, il ne faut jamais employer de linge pour le pansement; celui-ci s'attache à la plaie et l'irrite lorsqu'il doit être enlevé. Le coton hydrophile, au contraire, se détache facilement, et les petites bribes de coton qui restent aident à former la croûte. Il doit donc être toujours employé.

Lorsque les brûlés demandent continuellement à boire et poussent de profonds soupirs, il faut s'attendre à une issue fatale.

On les réconforte avec du café, du thé et des grogs.

CATAPLASMES

Les cataplasmes sont de deux sortes : les *crus* et les *cuits*.

Les cataplasmes crus se préparent avec des sucs de plantes : carottes, ail, mouron, persil, ou avec des produits altérables à l'action de la chaleur, tels que la farine de moutarde.

Pour obtenir le suc des plantes, on pile celles-ci dans un mortier; il s'agit alors de tiges, de feuilles, de fleurs ou de fruits (cresson, mouron, persil, etc.); en ce qui concerne les racines ou les tubercules (pommes de terre, carottes, ail), il faut les râper, ou les couper en menus morceaux, puis les mettre dans un linge de toile pour les appliquer à l'endroit voulu.

Les cataplasmes cuits se préparent en faisant chauffer dans de l'eau les substances amylacées ou mucilagineuses capables d'absorber une grande quantité de ce liquide.

Les plus employés de ce genre sont les cataplasmes de farine de lin et de fécule de pommes de terre.

Cataplasmes de farine de lin. — Délayer deux cuillerées de farine de lin exactement mesurées dans 6 cuillerées d'eau froide pour obtenir une bouillie très claire et sans grumeaux. Mettre sur le feu au bain-marie en remuant sans cesse, jusqu'à ce que la masse ait pris la consistance d'une pâte molle. La préparation est à point lorsqu'en l'agitant on aperçoit le fond de la casserole et que les parties écartées de la composition ne se rejoignent pas de suite.

On a disposé à l'avance une toile très propre sur un plat lavé à l'eau boriquée et essuyé avec un linge très propre aussi. Étendre alors la pâte à l'aide d'une cuiller ou d'une spatule de bois et replier ensuite les deux côtés du linge de manière que le cataplasme soit bien emprisonné. Dès qu'il n'est plus trop chaud l'appliquer et le recouvrir d'une étoffe de laine ou de taffetas gommé.

La formule qui précède nécessite une mousseline de 0^m3o de côté pour que le cataplasme ait 0^m10 sur 0^m10.

En dehors du procédé très simple que nous venons d'indiquer, il en est un autre qui permet de préparer le cataplasme sans que la partie apposable soit touchée par quoi que ce soit. Le voici : couper un linge de toile et un morceau de mousseline de même dimension, étendre la pâte sur la toile comme précédemment, mettre la mousseline sur la pâte et la réunir à la toile par une couture, retourner les côtés du côté de la toile et appliquer le cataplasme par la face couverte de mousseline.

Si l'on veut employer exclusivement de la mousseline, il est bon de la placer sur un torchon très propre avant d'étendre la pâte ; sans cette précaution la mousseline serait traversée par la préparation ; le

torchon sert d'ailleurs à transporter le cataplasme;
on le retire une fois l'application faite.

NOTA. — La farine de lin doit être délayée dans
de l'eau froide et chauffée au bain-marie plutôt que
d'être exposée au feu direct. De cette façon, on évite
qu'elle ne colle au fond du récipient. Pour étendre
la pâte, tremper la cuiller ou la spatule dans l'eau
chaude afin d'obvier à la formation des grumeaux.
La couche de pâte doit avoir environ 0^{m}02 d'épaisseur. Superflues en apparence, les indications que
nous venons de fournir ont une réelle importance,
car un cataplasme bien fait doit rester chaud deux
heures au moins sans se dessécher.

La farine de lin adhère fortement aux récipients;
pour nettoyer ceux-ci, l'emploi de l'eau chaude
permet seul d'obtenir un résultat immédiat.

Les cuillers étant incommodes pour remuer la
pâte, mieux vaut découper dans une planchette
une petite spatule de bois; l'extrémité est amincie
et peut atteindre toutes les parties du récipient.

Cataplasmes de fécule. — Mesurer la valeur
exacte d'une cuiller à soupe de fécule, la délayer
dans deux cuillerées d'eau froide en agitant vivement pour empêcher la formation de grumeaux;
ajouter ensuite et peu à peu huit cuillerées d'eau,
chauffer au bain-marie ou sur un feu très doux,
en remuant sans cesse. Lorsque la masse épaissit
un peu, la retirer du feu tout en continuant
d'agiter car la coagulation de la fécule s'opère très
rapidement. Remettre ensuite sur le feu en remuant
toujours jusqu'à consistance demi-molle. Ce dernier
point est très important pour le cataplasme de fécule;
en effet, s'il est trop liquide, il traverse la mousseline, et, s'il est trop ferme, il n'imprègne pas suffisamment l'enveloppe. Dans ce dernier cas, il faut le

recommencer sans hésiter. C'est pour éviter une cuisson immédiate et qui rendrait la préparation inutilisable, que nous recommandons de retirer du feu le mélange dès qu'il commence à épaissir.

Très peu de fécule est nécessaire pour un cataplasme. Nous signalons le fait parce qu'on a l'habitude d'en mettre toujours trop. Ajoutons que l'eau boriquée est préférable à l'eau ordinaire.

Fait dans les proportions indiquées plus haut, le cataplasme peut facilement avoir 0^m10 sur 0^m10.

Une fois le cataplasme enlevé, laver la place avec de l'eau tiède et sécher soigneusement. Cette précaution n'est pas négligeable, surtout en ce qui concerne l'emploi de la farine de lin, qui rancit facilement, les traces qu'elle laisse peuvent alors occasionner des boutons et des pustules.

Cataplasmes de mie de pain. — Faites bouillir de la mie de pain dans de l'eau jusqu'à ce qu'elle soit transformée en une pâte demi-molle que vous enveloppez dans la mousseline comme le cataplasme de farine de lin.

Souvent, pour ce genre de cataplasmes, le lait est substitué à l'eau, le mode de préparation est le même.

Cataplasmes de persil, mouron, ail et oignon. — Ces cataplasmes peuvent être préparés à chaud aussi bien qu'à froid, à la condition de procéder de la façon suivante :

Faire un cataplasme de farine de lin; quand il est prêt à être appliqué, étendre sur la pâte le mouron, le persil, l'ail et l'oignon coupés et broyés, puis couvrir le tout d'une mousseline.

Les cataplasmes faits exclusivement d'ail et d'oignon doivent être employés presque froids, car leurs propriétés actives sont produites par des essences très volatiles et que la chaleur fait disparaître.

Nombre de médicaments sont ajoutés aux cataplasmes selon les cas, et particulièrement le laudanum.

Cataplasmes laudanisés. — Les cataplasmes laudanisés s'obtiennent en versant sur la mousseline, dès que le cataplasme est prêt à être appliqué, 20 à 30 gouttes de laudanum. Sans l'ordre formel du médecin ce remède ne saurait être mis sur des plaies ou des écorchures.

Cataplasmes térébenthinés. — Au moment d'appliquer le cataplasme en mouiller la surface avec deux ou trois cuillerées d'essence de térébenthine.

Le cataplasme ainsi préparé doit être enlevé aussitôt qu'on éprouve une brûlure assez forte, parce que son action est durable et que s'il restait trop longtemps en place il produirait une douleur violente.

Autrefois, la coutume s'était répandue d'employer des cataplasmes au quinquina comme fortifiant ; des cataplasmes au sel de nitre comme diurétiques, et des cataplasmes suppuratifs composés de pulpe d'oignons, de lis et d'onguent *de la mère* délayés dans de l'huile. Ces remèdes relevaient tous de l'empirisme, et c'est à titre de simple curiosité que nous donnons ici la formule du dernier :

Farine de lin	500	grammes
Oignons de lis pulpés.	60	—
Onguent de la mère . .	30	—
Huile pour délayer l'onguent.	9	—

le tout mélangé avant l'application.

Inutile de dire que tous ces remèdes bizarres

n'avaient point l'efficacité qu'on leur prêtait, aussi ne sont-ils plus employés de nos jours.

CATAPLASMES SINAPISÉS. — Pour obtenir un cataplasme sinapisé réellement actif, il est nécessaire de procéder de la manière suivante :

Préparer un cataplasme de farine de lin selon la formule que nous avons indiquée; quand il peut être appliqué, c'est-à-dire *lorsqu'il est tiède*, étendre une couche de farine de moutarde *sur la mousseline*. Et voici pourquoi : 1° en mélangeant la farine de moutarde à celle de lin, les deux produits cuiraient ensemble; or, la farine de moutarde cuite n'a pas d'action; 2° si l'on étendait de la farine de moutarde sur un cataplasme bouillant, l'essence de moutarde, volatile par excellence, s'évaporerait et l'on n'aurait plus alors qu'un simple cataplasme de farine de lin.

Un cataplasme sinapisé préparé dans de bonnes conditions doit, au bout de dix à quinze minutes, donner un rouge vif à la peau; si ce résultat n'était pas obtenu c'est que sa préparation aurait été mal faite.

Au cas où la brûlure serait trop vive, enduire de vaseline la partie malade et la saupoudrer d'amidon pulvérisé. Chez les enfants, l'application doit être écourtée; trois ou quatre minutes suffisent.

CACHETS

Aujourd'hui, la plupart des médicaments pulvérisés sont administrés sous forme de cachets.

Un cachet se compose de deux capsules très minces, faites de pain azyme, c'est-à-dire sans levain et soudées l'une à l'autre avec un peu d'eau après avoir été remplies de poudre.

Très nombreuses sont les personnes qui avalent difficilement les cachets. Cela tient à ce qu'elles négligent de les humecter suffisamment.

Pour absorber facilement un cachet, il faut d'abord le tremper dans une cuillerée d'eau et le retourner jusqu'à ce que l'enveloppe soit devenue molle. On l'avale ensuite comme on ferait d'une cuillerée de potage.

Il est toujours préférable de mouiller le cachet dans l'eau, car dans le vin, la bière ou le lait, il s'humecte beaucoup moins aisément.

Bien que ce système offre un moyen précieux de prendre des médicaments dont le goût est désagréable, certaines personnes éprouvent une contraction nerveuse de l'œsophage dès qu'elles se disposent à absorber un cachet.

Nous leur proposons d'essayer de vaincre leur appréhension nerveuse en absorbant des petits cachets vides, et elles arriveront rapidement à prendre les cachets médicamenteux.

CIGARETTES ANTI-ASTHMATIQUES

Cigarettes anti-asthmatiques. — Les cigarettes de belladone ou de datura sont fréquemment employées contre les crises d'asthme. Pour les utiliser efficacement, il suffit de les allumer et de les fumer à la manière d'une cigarette ordinaire de tabac.

Toutefois, il est recommandable de les fumer dans une pièce close, car la fumée de ces cigarettes est le seul agent thérapeutique qui agisse, et comme cette fumée détermine des accès de toux chez les personnes bien portantes, celles-ci devront s'éloigner.

CLOUS - FURONCLES

Le **Clou** ou **Furoncle** est caractérisé par un gonflement de la peau formant pointe et dont l'ouverture est suivie de l'expulsion d'une petite masse appelée bourbillon.

Dès que le clou se forme, on peut essayer de le faire avorter en y mettant de la teinture d'iode ou de l'alcool pur. Si le résultat n'est pas suffisant, il faut le faire ouvrir ou procéder comme pour l'abcès : mettre des cataplasmes de farine de lin jusqu'à ce que le bourbillon soit sorti.

Le furoncle peut être isolé; en ce cas, il peut provenir de l'irritation de la peau et il n'y a pas à s'en préoccuper. Mais si les furoncles pullulent, cela tient à un état de santé défectueux pour lequel il est nécessaire d'appeler le médecin. Si le furoncle, bien que très douloureux, ne constitue pas une vraie maladie, il est bon de savoir que les furoncles de la face et des lèvres sont toujours graves et peuvent même entraîner la mort.

Une accumulation de furoncles constitue l'**ANTHRAX**. Il siège habituellement au dos, à la nuque, aux fesses.

Le traitement est le même que pour le furoncle, mais il est toujours préférable de le faire ouvrir, surtout s'il est à la nuque. En cas de furoncle ou d'anthrax, il est urgent de faire analyser les urines, car ils constituent une complication grave chez les diabétiques.

Les abcès, les clous, les furoncles et les anthrax peuvent amener des phlegmons. Ils se reconnaissent à ce que la partie environnante se gonfle et devient rouge. Ainsi, par exemple, si l'on a au doigt un mal blanc et que la main enfle, il faut faire appeler au plus vite un médecin.

DURILLONS

Les enlever par petites portions à l'aide d'un bistouri ou d'un rasoir, mais en prenant bien soin de s'arrêter dès qu'apparaît la surface rosée du derme, sous peine d'accidents sérieux.

Les **Oignons** sont une variété de durillons; pour ceux-ci, il faut se contenter de bains de pieds et de cataplasmes de fécule. En tentant de les enlever, vous courez le risque d'ouvrir la bouche séreuse qui supporte l'oignon et les conséquences les plus graves peuvent en résulter.

CORS

On peut essayer de les faire disparaître avec l'ongle ou en faisant usage des nombreux corricides connus. Mais le procédé le plus simple est la pierre infernale ou nitrate d'argent.

Vous appliquez le crayon, dont l'extrémité a été légèrement mouillée, sur le cor, en prenant toutes les précautions pour ne pas toucher la partie saine qui l'environne. Vous répétez cette application pendant quatre ou cinq jours, vous prenez un bain de pieds et vous enlevez l'épiderme devenu noir. Vous apercevez alors un petit trou rosé sur lequel vous passez le crayon de nitrate d'argent, et vous avez beaucoup de chance d'être débarrassé de votre cor pendant plusieurs années.

NOTA. — Avoir bien soin d'essuyer le crayon après s'en être servi pour qu'il ne se dissolve pas.

COLIQUES

Les coliques sont des phénomènes douloureux qui siègent au ventre, avec ou sans diarrhée.

Chez les jeunes enfants, les coliques proviennent d'un refroidissement ou d'une mauvaise digestion. Le petit malade pousse des cris, rétracte les jambes, son ventre est ballonné, il émet des gaz et évacue des matières fécales vertes.

Avant l'arrivée du médecin, mettre des serviettes chaudes sur l'abdomen, et faire boire de la tisane de camomille chaude dans laquelle on a versé une cuillerée à café d'eau de fleurs d'oranger.

Chez les grandes personnes, on observe plusieurs sortes de coliques : intestinales, hépatiques, néphrétiques, de plomb, etc.

Pour les coliques intestinales, poser des compresses chaudes sur le ventre et administrer de la camomille; si les douleurs persistent, donner 5 à 10 gouttes de laudanum ou 3o à 4o gouttes d'élixir parégorique dans une infusion chaude. Si l'on n'obtient aucun soulagement, il faut appeler le médecin.

Les coliques hépatiques ont leur siège dans le côté droit de l'abdomen; elles apparaissent généralement deux ou quatre heures après le repas et elles sont caractérisées, non seulement par une douleur ventrale extrêmement violente, mais encore par une douleur vive à l'épaule droite. Dans la généralité des cas, le malade devient jaune par suite du passage de la bile dans le sang.

En attendant l'arrivée du médecin, qu'il est urgent d'appeler sans retard, placer sur le foie un cataplasme de farine de lin arrosé d'essence de térébenthine que l'on enlève dès qu'il pique et administrer 20 gouttes d'un mélange par parties égales d'éther et de cognac ou d'eau de mélisse.

La **colique néphrétique** débute brusquement par une douleur très violente qui s'étend d'un seul côté de la région lombaire à la vessie et à la cuisse. Cette douleur s'exaspère par la pression et les mouvements. Le malade s'agite, se roule à terre ou se tient courbé en deux. L'urine est raréfiée et boueuse, et le patient souffre en l'évacuant.

Dans ce cas, le mieux est de faire appeler de suite le médecin qui fera une piqûre de morphine. Mais si l'on est éloigné d'un homme de science, on peut essayer l'emploi d'un lavement composé de 2 gr. d'antipyrine dissoute dans un verre à bordeaux d'eau chaude. L'important est que ce remède soit gardé le plus longtemps possible.

D'une façon générale, pour toutes les douleurs lombaires, coliques utérines, de vessie, névralgiques, etc., l'emploi du lavement sus-indiqué procurera un soulagement certain.

Pour les **coliques de plomb,** procéder comme pour les coliques intestinales, en attendant l'arrivée du médecin.

Enfin, pour les **coliques venteuses,** boire une infusion d'anis et se masser l'abdomen.

COLLYRES

Les collyres s'emploient sous trois formes : poudre, pommade ou liquide.

Pour insuffler dans l'œil un collyre pulvérisé, faire d'abord un petit cornet de papier et y placer la poudre. Ayant fait coucher le patient, écarter doucement les paupières. Cette petite opération, qui paraît très simple, est fort difficile lorsque l'organe est enflammé; aussi des précautions minutieuses sont-elles nécessaires.

Il faut, avant tout, éviter d'appuyer les paupières sur le globe oculaire (en cas d'ulcération de la cornée une rupture serait possible), et se borner à faire glisser sur le globe le bord libre des paupières jusqu'à ce que soient découvertes les faces internes rougeâtres sur lesquelles le médicament doit être appliqué directement.

Ceci fait, se placer à une petite distance de l'œil, et, d'un souffle rapide, sans être violent, chasser la poudre qui se répartira également sur toute la surface de l'organe.

Si l'on peut se faire assister dans ces soins délicats, le moyen le plus pratique est de tremper un pinceau dans la poudre, et, tandis que votre aide maintient les paupières écartées, de la détente d'un doigt vous donnez un coup sec sur le pinceau tenu à deux centimètres de l'œil.

Pour se livrer à ces petites opérations, il est indispensable d'avoir les mains très propres; il est même prudent de les laver au préalable dans de l'eau boriquée.

Les collyres liquides s'emploient diversement, selon les cas.

Certains d'entre eux sont destinés spécialement au lavage extérieur de l'œil. On en imbibe un morceau de coton hydrophile qu'on promène légèrement sur les paupières.

Parfois on fait usage des collyres liquides en compresses. Un linge très fin, plié en plusieurs doubles, est trempé dans le médicament et appliqué sur l'œil,

C'est ainsi que se font les compresses d'eau boriquée, de camomille, de thé, etc.

Si l'on veut se servir d'une œillère, mettre dans ce récipient spécial un peu de collyre, baisser la tête et adapter exactement l'œillère sur l'orbite, renverser ensuite la tête en arrière, puis ouvrir et fermer les paupières à plusieurs reprises pour permettre au liquide de mouiller complètement le globe de l'œil.

Il arrive aussi que l'on ait à mettre quelques gouttes de collyre dans l'œil, c'est ce qui constitue l'instillation. Elle se fait au moyen d'un compte-gouttes, quand les paupières sont suffisamment écartées, ainsi que nous l'avons indiqué pour les collyres secs. Rien n'est plus facile que de se servir d'un compte-gouttes. Tout en tenant pressé entre les doigts le tube en caoutchouc, on introduit le tube de verre dans le collyre; dès qu'on écarte les doigts, le liquide monte dans l'appareil. Il suffit alors d'appuyer légèrement sur le caoutchouc pour faire tomber quelques gouttes du remède sur la surface du globe.

Lorsqu'il s'agit de collyres sous forme de pommade, tailler un petit morceau de papier triangulaire, le rouler en commençant par l'une des pointes afin d'obtenir une sorte de mince bâtonnet à l'aide duquel on prend un peu de pommade, gros comme le pommeau d'une épingle. Le collyre doit être appliqué dans le coin *extérieur* de l'œil (opposé au nez), c'est-à-dire du côté où se trouve la glande lacrymale dont le liquide sécrété se dirige toujours vers le coin intérieur et entraîne ainsi la pommade sur toute la surface du globe.

COLLYRES EN VAPEUR

Ces collyres nécessitent l'emploi d'un appareil spécial assez semblable au pulvérisateur à vapeur, mais muni de deux tubes accouplés, avec un écartement qui correspond à l'espace compris entre les deux yeux. Une fois le liquide versé dans le récipient, vous faites bouillir au moyen d'une lampe à alcool, et dès que la vapeur afflue le malade se place devant l'appareil, les yeux en face des deux tubes, à 10 centi-

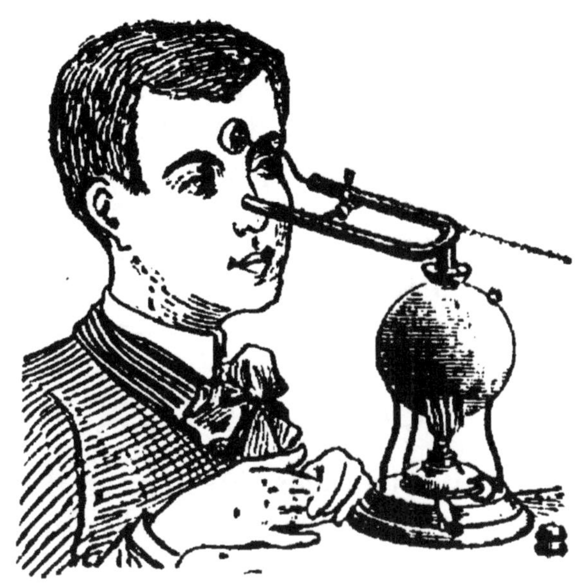

APPAREIL POUR COLLYRES EN VAPEUR

mètres environ pour éviter que les gouttelettes de liquide bouillant ne viennent frapper les globes oculaires. Il est même prudent de les garantir par un linge fin ou du coton hydrophile.

COLLUTOIRES

Les collutoires sont des médicaments destinés aux soins de la bouche et de l'arrière-gorge. La meilleure façon de les utiliser consiste à les porter aux endroits malades à l'aide d'un peu de coton hydrophile enroulé à l'extrémité d'un mince bâton, un manche de porte-plume au besoin.

Il n'est pas toujours facile de porter le collutoire dans le fond de la gorge. Pour y parvenir, on fait ouvrir la bouche, tirer la langue le plus possible et prononcer la voyelle *a*. Dès que la gorge est bien visible, le tampon imbibé est introduit.

Le procédé que nous indiquons est de beaucoup préférable à l'usage des pinceaux en blaireau, en charpie ou en éponge ; dans toutes les affections de la gorge, il est de simple prudence de ne jamais utiliser deux fois de suite le même pinceau. Avec le coton hydrophile renouvelé pour chaque application tout inconvénient disparaît.

COLLODION

Ce produit est un agent précieux en thérapeutique, parce que la couche isolante qu'il forme demeure inattaquable sous l'action de l'eau froide ou chaude. Aussi l'emploie-t-on fréquemment *comme préservateur* des plaies et des coupures.

Le mode d'emploi est le suivant : Vous versez un peu de collodion dans une soucoupe, vous y trempez un pinceau, et après vous être assuré que la peau est bien sèche, vous étendez le liquide sur la partie malade. Se garder d'introduire le pinceau dans le flacon, afin de ne pas polluer celui-ci. Après l'application, le pinceau doit être trempé dans un peu d'éther, autrement il durcirait et deviendrait inutilisable.

Pour enlever la couche de collodion, la décoller par petits lambeaux ou la faire dissoudre par une friction à l'éther.

Ce produit demande à être conservé dans un

flacon hermétiquement fermé, sa dessiccation à l'air étant très rapide; de plus, il faut l'écarter des lumières, car il est très inflammable.

Les fortes coupures ou les plaies vives ne doivent pas être recouvertes de collodion qui produirait alors des douleurs violentes et insupportables. Son emploi se limite aux piqûres, aux écorchures, aux coupures légères. Dans ce cas, on peut, sans aucun inconvénient, en badigeonner la peau.

COMPRESSES

Les compresses s'appliquent comme les maillots. Un morceau de toile est plié en quatre ou cinq doubles trempé dans l'eau froide, puis tordu pour enlever l'excès du liquide; on le place sur la partie malade et on le recouvre d'un linge sec, de flanelle ou de taffetas gommé.

Ces compresses sont plus propres que les cataplasmes et les remplacent avantageusement.

CONTUSIONS

Les contusions sont de deux sortes : ou elles intéressent les organes internes, ou simplement les membres et la tête.

Dans le premier cas (coup de tête dans l'estomac, coup de pied au ventre), enlever tout ce qui gêne le blessé : cravate, col, ceinture ou corset. Le coucher à terre, lui verser de l'eau froide sur le visage et lui donner les mêmes soins que pour une syncope. (Voir *Syncope*.)

Quand le malade a repris ses sens, l'aliter et lui faire absorber des boissons chaudes, en attendant le médecin.

Dans les contusions au thorax qui sont assez fréquentes, le blessé respire très péniblement; il faut alors immobiliser la poitrine par un bandage très serré.

Les contusions des membres se divisent en trois catégories :

1° **Ecchymose ou bleu.** — L'ecchymose passe successivement du noir au violet, au jaune verdâtre, au brun et au jaune paille.

Si l'œil est atteint (œil poché), la conjonctive devient d'un rouge éclatant et l'organe est entouré d'un cercle noir. Mettre alors des compresses d'eau fraîche ou d'eau blanche.

2° **Bosse sanguine.** — Ce cas se présente souvent chez les enfants qui se heurtent le front ou la tête. Laver la bosse avec de l'eau boriquée, appliquer une pièce de monnaie en appuyant fortement; ce moyen très simple apaise la douleur. Des frictions avec de l'huile amènent aussi un soulagement immédiat.

3° **Escarre.** — La peau est violacée, froide et menacée de gangrène. Mettre une compresse d'eau froide en attendant le médecin.

CRAMPES dans les JAMBES

Ces crampes sont excessivement douloureuses; elles sont presque toujours l'indice de varices ou d'albumine. Pour les calmer, faire des lavages d'eau chaude ou lotionner avec de l'alcool camphré.

Lorsque les crampes commencent par se produire à la mâchoire et s'étendent à tous les membres, il faut craindre le tétanos et faire appeler le médecin sans retard.

CORPS ÉTRANGERS

Il arrive souvent que des corps étrangers sont introduits dans les mains, les yeux, les oreilles, etc.

C'est dans les mains surtout que pénètrent accidentellement des aiguilles, des épingles, des épines, des échardes et des morceaux de verre.

Lorsqu'une aiguille ou un fragment d'aiguille est dans la chair, il faut tâcher de l'en extraire au plus vite, car ce corps a la faculté de glisser sous la peau ; et dans le cas où l'effort demeurerait sans résultat, il serait nécessaire de recourir *de suite* au médecin.

Pour retirer une épine, on flambe une aiguille trempée dans l'alcool, on pique tout autour du corps étranger que l'on dégage ainsi peu à peu. Le procédé est le même en ce qui concerne les échardes et les fragments de verre. Une fois le corps étranger extirpé, mettre de l'alcool sur la petite plaie.

Nous appelons l'attention de nos lecteurs tout particulièrement sur les arêtes de poisson, dont les piqûres sont dangereuses et déterminent une inflammation rapide.

Si l'on ne parvient pas à les enlever de suite, il faut baigner d'alcool la partie blessée et se rendre immédiatement chez le médecin.

CORPS ÉTRANGERS DANS L'ŒIL

S'il s'agit de poussières, de grains de sable, de limaille, de parcelles de charbon, de cils, il suffit le plus souvent de fermer l'œil et de frotter doucement la paupière dans le sens du coin interne, les larmes les entraînent.

S'ils sont à la surface de la conjonctive, il faut souffler dans l'œil, puis faire un lavage à l'eau tiède. Si le résultat était négatif, vous passez sous la paupière close un fil d'argent ou un crin auquel vous avez donné la forme d'une boucle.

Ce fil doit être passé de la partie temporale au coin interne de l'organe. Si cette petite opération est bien faite, il est certain que le corps étranger sera retiré.

Pourtant si cette tentative demeurait infructueuse, il faut retourner complètement la paupière de la façon suivante : Le patient regarde à ses pieds, l'opérateur improvisé appuie le petit doigt gauche sur le bord de la paupière, et avec un doigt de l'autre main il retourne la paupière. Le corps étranger devenu visible peut être enlevé avec une bague s'il s'agit d'un cil, ou avec un aimant s'il s'agit d'une parcelle de fer.

Ces manœuvres irritent beaucoup les muqueuses ; pour enlever cette inflammation, faire des lavages avec de l'eau chaude et tenir l'œil au repos par un bandage pendant quelques heures.

CORPS ÉTRANGERS DANS L'OREILLE

Ce sont des insectes qui ont pénétré d'eux-mêmes ou des corps inertes introduits accidentellement.

Pour enlever les uns et les autres, il suffit de faire une injection d'eau tiède avec une petite seringue, excepté cependant lorsqu'il s'agit de pois ou de haricots. Sous l'action de l'eau, ces corps gonfleraient et rendraient une opération nécessaire.

CORPS ÉTRANGERS DANS LE NEZ

Après des vomissements ou plus simplement après avoir avalé de travers, il arrive que des parcelles d'aliments pénètrent dans le nez. Fréquemment aussi les enfants s'introduisent dans les narines, des haricots, des boulettes de papier, de petits cailloux, etc.

Il suffit parfois de faire respirer une pincée de tabac à priser et l'irritation de la muqueuse se traduit par des éternuements qui expulsent le corps étranger. Si ce moyen rudimentaire reste sans effet, il faut pratiquer des irrigations nasales avec le siphon Weber ou faire appeler le médecin.

CORPS ÉTRANGERS dans l'ŒSOPHAGE

Cet accident est très fréquent ; arêtes de poissons, de volailles, fragments de légumes trop volumineux s'arrêtent dans l'œsophage. Des femmes imprudentes avalent l'aiguille ou l'épingle qu'elles ont la dangereuse manie de tenir dans la bouche.

Ces corps étrangers doivent être expulsés ou digérés. Le procédé le plus simple consiste à faire vomir en introduisant profondément les doigts dans la bouche ou en prenant de la poudre d'ipéca. Si le corps a pénétré trop avant dans l'œsophage, vous pouvez l'entraîner en absorbant de la panade épaisse ou en battant des blancs d'œufs dans de l'huile.

Une très utile précaution, lorsqu'il s'agit d'arêtes ou d'aiguilles, est d'avaler une boulette de mie de pain ou un petit morceau de coton hydrophile, de façon à les empêcher de piquer les tissus.

Si, malgré ces précautions, le corps étranger ne peut ni être expulsé, ni passer dans l'estomac, la présence du médecin est nécessaire.

CORPS ÉTRANGERS DANS LA TRACHÉE

S'il vous arrive en buvant de rire, de boire trop vite ou de faire un faux mouvement de déglutition, le liquide peut pénétrer dans la trachée. L'accident se manifeste par de l'anxiété, des quintes de toux et des vomissements, mais n'a jamais de suites fâcheuses. Si, au lieu d'un liquide, c'est un corps solide

tel qu'un pois, un haricot, une graine de fruit, etc.,
il faut à la hâte envoyer chercher le médecin, car le
cas peut être mortel. En attendant son arrivée, il
peut être salutaire de provoquer les vomissements
par l'introduction des doigts dans la bouche ou par
un médicament émétique.

CRISES NERVEUSES

ÉPILEPSIE. — Le malade tombe subitement en
poussant un cri, les membres se raidissent et sont
agités par des secousses très rapprochées, la tête
s'incline d'un côté, de la bouche sort une écume
blanche, sanguinolente souvent parce que la victime
se mord la langue, les poings se ferment, les pouces
en dedans.

L'attaque se termine généralement par un profond
sommeil.

Comme il n'y a rien à faire pour arrêter la crise, il
faut se borner à introduire un mouchoir ou un gant
entre les dents pour éviter qu'elles ne se brisent et
pour empêcher, si possible, le malade de se mordre
la langue. Enlever aussi tous les objets sur lesquels
il pourrait se blesser, par suite de mouvements
inconscients. Ne rien lui donner à boire ni à respirer; ce mal nécessite avant tout le plus grand
repos.

Hystérie. — L'attaque d'hystérie ressemble à
celle d'épilepsie, à cette différence près que l'écume
sanglante ne vient pas à la bouche et que le malade
se débat violemment.

Étendre l'hystérique par terre, l'asperger d'eau
froide, et s'il s'agit d'une femme presser avec force
sur les ovaires, c'est-à-dire de chaque côté du ventre.

Ne rien donner à boire et ne rien faire respirer.

Dans les cas d'épilepsie ou d'hystérie, si le malade est pris d'un accès en mangeant, il faut immédiatement débarrasser la bouche des aliments qui, en obstruant les voies respiratoires, produiraient l'asphyxie.

Mais il ne faut pas introduire le doigt dans la cavité buccale sans y avoir placé d'abord un mouchoir formant tampon, car on risquerait de se faire couper une phalange.

Il faut aussi étendre le malade sur le dos pour que le visage ne se colle pas contre la terre ou le parquet, ce qui pourrait amener l'asphyxie.

CONVULSIONS CHEZ LES ENFANTS

Les yeux de l'enfant deviennent fixes, puis se révulsent vers le haut et sont cachés à demi sous les paupières.

Le visage, d'abord pâle, devient grimaçant, puis violacé; et, si l'enfant a des dents, une salive roussâtre sort de la bouche. La tête se renverse en arrière, le cou se raidit, les bras sont agités de secousses rapides, tandis que les jambes prennent de la raideur.

Desserrer au plus vite les vêtements de l'enfant, lui donner de l'air et mettre des compresses d'eau froide sur la tête.

Administrer ensuite un lavement de glycérine ou d'huile et, si l'enfant a perdu complètement connaissance et ne respire plus, pratiquer les tractions rythmées de la langue.

DENTIFRICES

Les dentifrices s'emploient sous trois formes : en poudre, en pâte ou en liquide.

Les premiers se mettent en petite quantité sur une

brosse à dents humide avec laquelle on frotte les dents latéralement et verticalement, en veillant bien toutefois à ne pas faire saigner les gencives dont l'irritation est nuisible.

Pour la pâte, le mieux est d'en étendre un peu sur du coton hydrophile et de se frotter les dents comme il est dit précédemment. Ensuite, on se rince la bouche avec de l'eau bouillie simple ou additionnée d'Eau de Botot.

Les dentifrices liquides peuvent être employés comme la pâte, ou bien mélangés à un peu d'eau; on s'en rince la bouche en maintenant le liquide près des dents.

La teinture d'iode, qui est un bon remède contre l'inflammation des gencives, doit être appliquée légèrement à l'aide d'un pinceau fin. Mise en trop grande quantité, elle déterminerait une brûlure.

Si ce médicament est additionné d'aconit, il faut prendre garde de n'en pas avaler, l'aconit étant un toxique violent.

DÉSINFECTION
et DÉSINFECTANTS

Il existe plusieurs procédés de désinfection, variables suivant les objets qu'il s'agit de désinfecter.

Pour les appartements, les plus employés sont : le soufre, le sublimé et le formol.

Soufre. — C'est le procédé le plus simple, le moins coûteux, et celui qui donne le meilleur résultat.

Dans une pelle à feu, préalablement chauffée, on

place un bâton de soufre; celui-ci, en brûlant, dégage de l'acide sulfureux qui pénètre partout.

Le local reste hermétiquement fermé pendant une heure environ; puis les fenêtres sont ouvertes pour laisser pénétrer l'air.

La pelle à feu doit être placée sur une tôle en fer, de façon à ce que le soufre ne mette pas le feu au parquet. Les objets dorés doivent être enlevés, car ils noirciraient sous l'action de l'acide sulfureux.

Sublimé. — Le sublimé a été très employé; c'est encore le procédé officiel de désinfection de la Ville de Paris, bien qu'il ait le sérieux inconvénient de ne pouvoir être employé qu'à l'état liquide, et par conséquent de ne pas pénétrer partout comme le font les produits gazeux.

La pièce contaminée, depuis le parquet jusqu'au plafond, est lavée avec une éponge, une brosse ou un pinceau trempé dans une solution de sublimé à un gramme par litre. Ce lavage doit être fait avec le plus grand soin, la moindre petite partie de la chambre qui ne serait pas touchée par le liquide resterait le réceptacle des microbes pathogènes dont la présence suffirait à provoquer à nouveau la contagion.

Ce mode de désinfection présente un danger; comme la quantité de sublimé déposée dans la pièce est relativement assez considérable, il se produit des émanations mercurielles qui peuvent provoquer de véritables intoxications.

Il est bon de noter que les meubles ne sortent pas toujours indemnes de ces lavages.

Formol. — Le formol est un antiseptique puissant, qui a l'avantage de pouvoir être employé en vapeur et de ne pas détériorer les meubles et les objets de literie.

Son seul inconvénient est d'irriter la gorge et les paupières, et d'avoir une odeur désagréable qui rend la chambre inhabitable pendant plusieurs jours.

Les lampes à base de formol sont bonnes, mais elles ne suffisent pas à détruire les microbes et leurs germes.

Dans une chambre occupée par un malade, ces procédés de désinfection ne peuvent pas être employés.

Le meilleur procédé est de semer sur le parquet de la sciure de bois imbibée d'une solution de chlorure de zinc au 1/10 et de balayer ensuite minutieusement, les poussières s'attachent à la sciure humide et ne s'élèvent pas dans l'air.

Pour changer l'odeur, on peut se servir d'encens, de clous fumants ou, plus simplement, de sucre brûlé.

Cabinets d'aisances. — Le chlorure de chaux a une action très rapide, surtout pour faire disparaître les mauvaises odeurs; son seul inconvénient est de répandre, lui-même, une odeur des plus désagréables.

La solution de sulfate de fer est la plus économique; son action est moins rapide que celle du chlorure de chaux, mais elle se continue plus longtemps.

D'après l'ordonnance de police, elle est obligatoire pour les vidangeurs dans la désinfection des fosses d'aisances.

Le sulfate de cuivre, le chlorure de zinc, ont les mêmes effets, mais sont plus coûteux.

Déjections. — La solution de chlorure de zinc au 1/10, qui est incolore et sans odeur, doit être préférée à toutes les autres. Elle est préférable pour les crachoirs des phtisiques, il suffit de la mélanger à la sciure de bois et de faire brûler celle-ci lorsqu'elle est souillée.

DÉSINFECTION DES VÊTEMENTS ET DE LA LINGERIE.

— Dans les villes, cette désinfection s'effectue par la vapeur d'eau à 115°. On emploie aussi le formol. A la campagne, le meilleur procédé est de mettre les objets de literie dans une petite pièce et d'y faire brûler du soufre. Pour le linge de corps, on peut se contenter de le faire bouillir dans de l'eau additionnée de 10 grammes de cristaux de soude par litre.

Le linge doit être préalablement lavé s'il est souillé de sang ou de matières fécales, avant d'être passé à l'étuve; on évite ainsi la formation de taches indélébiles.

DÉSINFECTION DES PERSONNES.

— Celle-ci comprend la désinfection du corps et des vêtements.

Pour ces derniers, il est préférable d'avoir, comme les infirmières, de grandes blouses, que l'on quitte en sortant de la chambre des malades. C'est une précaution peu coûteuse et qui offre de grandes garanties contre la contagion.

Les vêtements doivent être passés à l'étuve ou au soufre.

Pour le corps : Comme nous l'expliquerons aux *Soins aux malades*, il y a dans l'organisme trois portes d'entrée : le nez, la bouche et les mains. On se mettra de la vaseline dans le nez, on se gargarisera avec de l'eau additionnée d'une cuillerée à café d'eau oxygénée par verre, et on se lavera les mains avec une solution de sublimé ou d'eau oxygénée.

Il existe encore de nombreux désinfectants; *l'eau oxygénée* est un des plus actifs, il y en a deux sortes : l'industrielle, qui doit être réservée pour l'usage externe et qui renferme de l'acide libre (acide sulfurique et chlorhydrique), et l'eau oxygénée officinale qui peut être seule employée.

L'acide borique ne jouit pas de grandes propriétés désinfectantes, mais a l'avantage d'être sans danger.

Le *permanganate de potasse* s'emploie à la dose d'un gramme par litre.

Pour enlever les taches marron qu'il produit, il suffit de se laver avec de l'eau vinaigrée.

L'acide phénique est de moins en moins employé, à cause de sa causticité et de son odeur. Cet acide produit souvent, si l'on n'y veille pas attentivement, de vraies brûlures.

Il existe encore de nombreux désinfectants tels que le *crésyl*, la *créoline*, le *lysol*, etc. Nous appelons toutefois l'attention sur le *lusoforme*, qui a le grand avantage de ne pas avoir d'odeur.

DIARRHÉE

La diarrhée peut être due à de l'inflammation d'intestins (entérite), à une maladie infectieuse (fièvre typhoïde ou choléra), à un empoisonnement par l'absorption de poisons animaux, végétaux ou minéraux. Dans ces cas, il est urgent d'appeler le médecin.

La diarrhée peut être aussi accidentelle, provoquée par une indigestion, un refroidissement ou une émotion. Il suffit pour l'arrêter de se couvrir le ventre de flanelle, de boire de l'eau de riz ou de l'eau albumineuse et de prendre du sous-nitrate de bismuth à la dose de o gr. 5o à 1 gramme deux à trois fois par jour. Il est préférable de s'alimenter légèrement (œufs, poissons bouillis) et de boire le moins possible.

Chez les enfants, la diarrhée doit être soignée rapidement, parce qu'elle cause un affaiblissement très rapide; en attendant l'arrivée du médecin, ne donner à l'enfant que de l'eau bouillie sucrée, lui frictionner le ventre avec de l'huile de camomille camphrée et recouvrir d'ouate.

Beaucoup de personnes ont la diarrhée immédiatement après les repas; c'est l'indice d'un mauvais fonctionnement de l'intestin, pour lequel il est urgent d'appeler le médecin si l'on veut éviter une vraie maladie, souvent très longue à guérir.

La diarrhée produit souvent à l'anus une cuisson insupportable. Mettre dans ce cas de petits cataplasmes de fécule tièdes et saupoudrer avec du talc; de plus, laver l'anus avec de l'eau bouillie après chaque selle.

DOUCHES

Les douches se prennent chaudes, tièdes ou froides. Dans les deux premiers cas, il n'est point de conseils spéciaux; le plus ou moins de durée ne peut pas entraîner d'accidents graves; mais il n'en est pas de même des douches froides, dont l'usage exige quelques précautions.

D'abord la durée d'une douche froide ne doit pas dépasser 15 à 20 secondes, sauf recommandation spéciale du médecin.

La première douche cause presque toujours une sensation désagréable qui se traduit par une impression de froid et de suffocation, quelquefois même par une angoisse profonde. Ces phénomènes doivent faire place, au bout de quelques secondes, à une sensation de chaleur et de bien-être. Si l'angoisse reparaissait trois ou quatre jours durant, il faudrait cesser momentanément la douche, faire des ablutions froides, des applications de drap mouillé et recommencer les douches. Si, malgré cela, l'angoisse ne disparaissait pas, il serait sage de cesser l'usage des douches.

Chez certaines personnes, les douches provoquent une douleur violente à la tête, qui persiste parfois toute la journée. Une aspersion d'eau froide sur la tête avant la douche prévient parfois cette douleur, mais si ce moyen ne réussissait pas il vaudrait mieux cesser le traitement.

Manière de prendre les douches. — Les douches se prennent dans un établissement spécial ou à la maison.

Dans le premier cas, allez à l'établissement à vive allure, de façon à transpirer légèrement à l'arrivée; déshabillez-vous à la hâte et, une fois sous la douche, faites-vous lancer par le doucheur un jet tiède sur les pieds. La douche prise dans les limites indiquées plus haut, habillez-vous rapidement et mettez-vous en marche jusqu'à ce que survienne une sensation de chaleur.

S'il arrive que vous éprouviez un froid intérieur, n'hésitez pas à regagner votre domicile; couchez-vous avec une boule chaude aux pieds, et prenez un grog pour rétablir la circulation du sang.

Si la douche est prise au logis, il faut d'abord, soit marcher à grands pas, soit faire du Sandow, des haltères ou tout autre exercice assez énergique pour activer la circulation; puis vous vous mettez les pieds dans l'eau chaude, vous prenez la douche et vous recommencez les mêmes exercices afin de produire la réaction nécessaire.

Il ne faudrait pas cependant, soit avant, soit après, courir ou se livrer à un exercice violent qui accélère le pouls et la respiration.

Ces précautions sont absolument indispensables.

Sans eau chaude aux pieds, vous courez le risque d'un afflux de sang au cerveau. Si vous avez froid avant la douche, la réaction ne s'effectue pas.

Cette réaction est le principal élément de la médication hydrothérapique. Si elle ne se produit pas, vous éprouvez une sensation de froid, et la douche fait plus de mal que de bien. On ne saurait donc trop insister sur la nécessité de ne pas demeurer au repos et de se mouvoir après la douche.

La question du peignoir et de la serviette n'est pas non plus indifférente. Dans la plupart des établissements, le linge présenté est très chaud, c'est une erreur. Du linge froid, même un peu rude, est bien préférable, car il provoque et active la réaction.

Une autre recommandation très importante est de ménager, quand on installe un appareil chez soi, la possibilité d'obtenir une forte pression. La pression minima doit être au moins de 2 m. 50. D'où la nécessité de rejeter tous les appareils qui s'adaptent à un réservoir ou à un broc, qui ne donnent qu'une pression très faible.

Aucun de ces avertissements ne doit être négligé. L'eau est un merveilleux agent thérapeutique, mais, en raison de son efficacité, une mauvaise application peut être funeste.

DRAP MOUILLÉ

En sortant du lit, vous recevez sur les épaules et le corps un drap préalablement mouillé dans l'eau froide, puis tordu. L'aide frotte, main ouverte, et avec force, les épaules, le dos, les bras, les cuisses et la poitrine.

Dès que le drap commence à s'échauffer, vous le remplacez par un autre sec et rude, avec lequel vous terminez l'essuyage.

Avant l'application du drap mouillé, il est bon de se mouiller le front et les tempes avec de l'eau froide.

EAU

L'eau est *un véritable aliment* qui facilite la digestion en diluant le suc gastrique et lui permettant d'imprégner plus facilement les matières ingérées.

Elle aide au développement de la charpente osseuse par l'action des sels de chaux qu'elle renferme et elle agit efficacement sur les reins en activant leur fonctionnement.

L'eau employée dans l'alimentation provient de milieux très différents. La meilleure est l'eau de source, à condition toutefois qu'elle n'ait pas traversé des terrains chargés d'une trop grande quantité de sels solubles.

L'eau de pluie entraîne une grande quantité des matières organiques qui flottent dans l'air, aussi est-il prudent de ne point la recueillir au début de sa chute et, si l'on veut la consommer, il faut la recevoir directement dans un récipient et non se servir de celle qui tombe sur un toit. Recueillie dans les conditions indiquées, elle est presque pure, mais elle ne contient pas les sels capables d'assurer une bonne digestion, d'où sa qualité médiocre.

L'eau provenant de la fonte de la neige ou de la glace est fort nuisible parce qu'elle recèle quantité de matières organiques et qu'elle n'est pas suffisamment aérée.

L'eau des puits est très suspecte, si la nappe n'est pas profonde, en raison des infiltrations qui l'altèrent; l'eau de fleuve ou de rivière est très bonne à la condition toutefois qu'elle soit prise à longue distance d'une cité, car les fleuves et les rivières servent généralement d'égouts aux grandes villes.

C'est ainsi qu'à Paris, l'eau de Seine est fort dangereuse, tandis qu'à 3o kilomètres en aval, elle redevient pure, l'oxygène ayant détruit sur son parcours la plupart des microbes et brûlé les matières organiques.

L'eau des marais, des lacs et des étangs est pernicieuse parce qu'elle est polluée par des matières organiques stagnantes; il faut toujours la faire bouillir avant de s'en servir.

L'eau distillée, quoique pure, n'est pas bonne à consommer parce qu'elle est privée en grande partie de l'oxygène nécessaire à la digestion.

Une eau potable est limpide, incolore, fraîche, inodore, d'une saveur agréable au goût et imputrescible; elle cuit les légumes en les amollissant et dissout le savon sans faire de grumeaux. Elle doit posséder de o gr. 5o à o gr. 8o de matières solides par litre, de l'air en dissolution et quelques traces seulement d'éléments organiques.

Il est très facile de juger si l'eau dont on dispose remplit ces conditions. On en fait bouillir un litre dans une casserole très propre. Lorsqu'elle renferme de l'air, on voit se dégager de petites bulles gazeuses à la surface du liquide. Avant complète siccité, on achève l'évaporation au bain-marie, pour éviter de brûler la casserole, et quand les sels dissous sont desséchés et réduits en poudre et pesés, on ne doit en trouver que o gr. 80 au maximum par litre.

Pour étudier une eau de puits, on en met 100 gr. dans un flacon avec 5o centimètres cubes d'éther sulfurique. Après avoir agité le mélange, on décante l'éther qui surnage, on le remplace par 5o autres centigrammes que l'on décante de nouveau. On fait évaporer au soleil l'éther recueilli dans une tasse; s'il donne, au cours de la résolution, une odeur méphitique, c'est que l'eau est polluée par des infiltrations.

Rien de plus facile que cette petite opération dictée par la prudence. Tous les pharmaciens vendent des petits flacons gradués en grammes; il suffit donc de mettre de l'eau jusqu'à la ligne 100 et de l'éther jusqu'à la ligne 150 et agiter ensuite.

Si cette simple analyse ne donnait pas de résultats satisfaisants, il ne faudrait pas hésiter à faire étudier l'eau de puits par un pharmacien ou par un chimiste compétent.

Avant de faire usage de l'eau qui provient d'une source, d'une rivière ou d'un fleuve, on doit la filtrer soigneusement.

Le meilleur filtre est celui de Chamberland dans lequel l'eau s'épure à travers une bougie en biscuit de porcelaine à condition d'être nettoyé tous les quinze jours au moins. Pour cela, faire bouillir la bougie dans de l'eau salée, la frotter avec une brosse et la laver à grande eau. L'opération peut se faire chimiquement par immersion de la bougie dans une solution de permanganate de potasse à 1 pour 1000, puis dans une solution de bisulfite de soude à 1 pour 20. Laver ensuite à l'eau pure.

Les filtres au charbon, au sable, etc., sont également efficaces.

A l'usage des explorateurs et des soldats en campagne qui rencontrent souvent des eaux contaminées, on construit des filtres portatifs dans lesquels le liquide se dépouille des matières en suspension à travers une couche de charbon animal.

L'eau douteuse, à défaut de filtre, doit être bouillie. Mais, soumise à l'ébullition, l'eau devient lourde et indigeste parce qu'elle ne renferme plus les principes qui lui donnent la valeur d'un aliment ; tels les sels de chaux qui se précipitent et l'oxygène qui se raréfie. Il est donc indispensable, pour la rendre d'une digestion facile, de l'agiter à l'aide d'un petit balai bien propre ou d'une grande cuiller avec laquelle on la puise et la fait retomber d'une certaine hauteur. Par ces moyens, le liquide se trouve aéré de nouveau.

Comme tous les aliments, l'eau ne doit pas être absorbée avec excès.

A jeun, ou lorsqu'on a transpiré, il ne faut pas boire de l'eau trop froide, sous peine de vomissements, de coliques ou de crachements de sang.

D'autre part, l'eau trop chaude congestionne l'estomac et arrête la digestion.

Prise en trop grande quantité, l'eau donne de la dilatation d'estomac et de la dyspepsie ; ingérée en trop petite quantité, elle retarde la digestion, produit par cela même de la constipation, de la goutte, de la gravelle, etc. Il faut donc en user dans une sage mesure.

EAUX MINÉRALES

Les eaux minérales, c'est-à-dire contenant des principes minéraux, existent en très grand nombre et elles ont pris une importance considérable dans la thérapeutique moderne, depuis qu'il en existe pour toutes les maladies.

Le cadre de cet ouvrage ne nous permet pas d'entrer dans de longs développements à leur égard, mais il importe de dire que les eaux minérales ayant une action spéciale sur l'organisme sont (à quelques exceptions près) de véritables médicaments dont il est dangereux d'abuser.

En règle générale, ces eaux, qui relèvent de la thérapeutique, ne doivent être consommées qu'en cas de besoin et, sauf avis formel du médecin, il vaut mieux n'en faire usage que pendant quelques jours.

EAUX MÉDICAMENTEUSES

Eau albumineuse. — Battre un blanc d'œuf dans 1 litre d'eau froide et ajouter 10 grammes d'eau de fleur d'oranger.

Si l'on se trouve en face d'un cas d'empoisonnement, on peut réunir quatre ou cinq blancs d'œufs et les battre rapidement dans l'eau, sans y ajouter de la fleur d'oranger, car le remède doit être administré en toute hâte.

Eau blanche. — Composé de sous-acétate de plomb liquide ou extrait de Saturne, ce médicament est un toxique très redoutable, qu'il est prudent de tenir à l'écart pour éviter de le boire par erreur.

L'eau végéto-minérale, dite de Goulard, est composée de 15 grammes de sous-acétate de plomb liquide et de 60 grammes d'alcoolat vulnéraire dilués dans 1 litre d'eau.

Eau boriquée. — Dans 1 litre d'eau bouillante, mettre 40 grammes d'acide borique, c'est-à-dire environ 4 cuillerées de ce produit. Après dissolution complète, filtrer le liquide.

L'acide borique dont on fait usage habituellement n'est pas pur, les producteurs y ajoutant de l'al-

bumine pour obtenir de belles paillettes nacrées.
C'est la présence de cet élément étranger qui rend
l'eau boriquée un peu trouble et blanchâtre. Si l'on
veut obtenir un liquide bien limpide, il faut employer l'acide borique cristallisé.

Eau de goudron. — (Voir *Tisane de goudron*.)

Eau sédative. — Dans 1 litre d'eau, mélanger
60 grammes d'ammoniaque liquide, 60 grammes de
sel marin et 10 grammes d'alcool camphré. Agiter
ce liquide avant de s'en servir.

Eau de riz. — (Voir *Tisane de riz*.) Faire
bouillir 20 grammes de riz dans de l'eau jusqu'à ce
qu'il soit bien crevé, puis passer le liquide à travers
une étamine.

ENTORSES

L'entorse ou foulure résulte d'un faux mouvement
provoquant une extension violente des ligaments.

C'est aux pieds, aux poignets, à la colonne verté-
brale (tour de reins) que cet accident se produit le
plus communément. La douleur immédiate est
extrêmement vive, le membre ne peut plus se mouvoir, il enfle rapidement, et le moindre effort cause
une souffrance.

L'application de compresses d'eau froide ou d'eau
blanche est indiquée dans ce cas.

Un excellent moyen de guérir rapidement une
entorse de la main ou du pied, c'est de doucher avec
de l'eau très froide la partie foulée.

Un irrigateur, dont on fait couler l'eau sur le
membre malade, constitue un appareil pratique.
Après la douche, il faut essuyer promptement et
opérer un massage de la façon suivante :

S'il s'agit du pied, par exemple, enduire la foulure

de vaseline, et y promener les pouces de bas en haut, très doucement d'abord, puis un peu plus fort.

Recommander au blessé de laisser son pied inerte et de ne pas essayer de lui imprimer un mouvement quelconque.

ÉTOURDISSEMENTS

Les étourdissements sont produits par une *augmentation* ou une *diminution subite* de la circulation du sang au cerveau. Ils dépendent donc de deux causes absolument opposées; on les constate d'une part dans l'anémie, la convalescence, les hémorragies, c'est-à-dire dans les cas d'extrême faiblesse et d'appauvrissement du sang; d'autre part, dans les congestions, l'apoplexie, c'est-à-dire dans les maladies dues à l'excès du sang. Les étourdissements peuvent aussi être produits par une mauvaise digestion, ce que l'on reconnaît à ce que l'étourdisment cesse dès qu'il y a expulsion de gaz.

En cas d'étourdissements, prenez un peu d'éther ou d'eau de mélisse, respirez des sels et faites des frictions aux tempes avec de l'eau vinaigrée ou de l'eau de Cologne et allez consulter votre médecin. Gardez-vous de vous purger comme on le fait habituellement sans son avis; en cas d'anémie, vos étourdissements s'augmenteront et même, en cas de congestion, la purgation fait affluer le sang à l'intestin d'où il remonte parfois brusquement au cerveau. Il est préférable de mettre des sinapismes aux jambes ou de prendre un bain de pieds avec de l'eau salée.

EMPLATRES

Les emplâtres dont l'usage est le plus fréquent, sont les vésicatoires dont nous parlerons dans un chapitre spécial, en raison de leur importance : le thapsia, les emplâtres de Vigo, de Bourgogne, le dia-chylon, le taffetas d'Angleterre, etc.

Avant de mettre un emplâtre, il faut laver la place avec de l'eau tiède et passer ensuite un peu d'alcool ou d'éther, au moyen d'un tampon de coton hydro-phile. Si l'application doit être faite dans un endroit velu, il est nécessaire de le raser.

Chauffer légèrement l'emplâtre pour le fixer rapi-dement et le maintenir avec un bandage, afin qu'il ne se déplace pas.

Pour l'enlever, il suffit de l'amollir à l'aide d'un fer à repasser chauffé sans excès; il se décolle alors très facilement.

S'il se forme une plaie, la panser avec un linge fin enduit de vaseline, et en cas de forte irritation appli-quer un cataplasme de fécule tiède.

LE THAPSIA

Le thapsia s'applique comme l'emplâtre ordinaire, mais il exige quelques précautions.

Après l'avoir posé sur la place préalablement lavée avec du savon et de l'alcool, il faut prendre soin de le recouvrir d'un mouchoir et de le fixer par une bande. Celle-ci empêche le glissement et, en outre, la résine qui entre dans la composition du thapsia est très vésicante. Si, par inadvertance ou en dor-mant, le malade s'imprègne les doigts de cette résine et les porte au visage, la peau s'irrite et des plaies très douloureuses peuvent se former. Le mouchoir prévient ces accidents. Pour cette même raison, la personne qui a mis le thapsia en place doit se laver soigneusement les mains. Dès que les vésicules sont formées, le thapsia doit être enlevé, car il se produirait une plaie très longue à guérir.

LE DIACHYLON

Taffetas d'Angleterre, Baudruche, etc. — Ceux-ci doivent être appliqués sur la place préalablement mouillée et maintenus ensuite pendant quelques instants jusqu'à complète adhésion. Si l'on mouille préalablement ces tissus, ils forment des plis et leur application est rendue difficile. L'enlèvement se fait non en tirant sur les bords, mais en les humectant avec de l'eau tiède.

Le diachylon sert à différents usages. S'il doit s'appliquer sur une surface plane, laver préalablement celle-ci avec de l'alcool; vous l'appliquerez ensuite en le maintenant pendant quelques instants avec la paume de la main.

S'il doit être appliqué sur une surface ronde, il suffit d'entailler les bords.

Pour de petites plaies le diachylon sert à les réunir par première intention (coupure, plaie à la tête, par exemple). Dans ce cas, il est nécessaire de le découper en petites bandelettes; une extrémité de celles-ci est fixée sur un bord de la plaie, l'autre sur l'autre, en ayant soin de bien fermer les lèvres de la plaie.

Les indications qui précèdent s'appliquent également au papier Wlinsi, à l'Alcooks porous plasters, à la Toile souveraine, etc.

Pour enlever ces emplâtres, le meilleur procédé est de se servir d'un fer à repasser chaud, qui permet de les décoller facilement.

EMPOISONNEMENTS

La première chose à faire en cas d'empoisonnement est de vider l'estomac du malade. Il faut essayer d'abord de le faire vomir en lui mettant les doigts dans la bouche; si ce moyen ne réussissait pas, lui faire boire un verre d'eau contenant de 8 à 10 grammes de farine de moutarde ou 1 gr. 50 d'Ipéca. On ferait absorber ensuite du lait et des blancs d'œufs battus dans de l'eau (4 blancs d'œufs par litre de liquide). Ce dernier mélange peut être administré à haute dose, car il ne saurait être nuisible. Ceci fait, appeler le médecin qui ordonnera les soins nécessaires.

Empoisonnements par la soude, eau de Javel, eau sédative ou ammoniaque. — Ces empoisonnements se reconnaissent à la sensation de brûlure qu'ils déterminent dans la gorge et l'estomac. La bouche est très rouge et des débris de muqueuses pendent en dehors.

Après avoir provoqué les vomissements, laver la bouche avec de l'eau vinaigrée, du jus de citron, puis donner du lait, des blancs d'œufs ou de l'huile.

Empoisonnement par le vitriol, l'acide phénique, l'eau de cuivre, l'oxalate de potasse (sel d'oseille) et le sublimé corrosif. — Dans chacun de ces cas, la douleur buccale est immédiate et violente, ainsi que celle de la gorge. On éprouve une très grande difficulté à avaler et la langue est recouverte bientôt d'une pellicule blanchâtre.

Faire laver la bouche avec de l'eau et du lait, donner à boire du lait, des blancs d'œufs, de l'huile ou de l'eau de Vichy.

Empoisonnement par le phosphore (fréquent chez les enfants qui sucent des allumettes). — La victime éprouve une sensation de brûlure à la gorge, sa soif est très ardente et souvent des vomissements surviennent naturellement.

En premier lieu, faire vomir et donner ensuite du lait dans lequel on a délayé de la craie ou de la magnésie.

Ne jamais donner d'huile, qui aurait le grave inconvénient de dissoudre le phosphore et de le faire pénétrer plus avant dans l'organisme.

Empoisonnement par le laudanum, l'opium, la belladone, l'aconit, la digitale ou la morphine. — Faire vomir de suite, réchauffer les membres au moyen de boules d'eau chaude ou de briques, donner à boire du café chaud, du thé, de l'éther.

Dans cette circonstance, le café est préférable à toute autre chose; si le malade ne pouvait l'absorber, on le lui donnerait sous forme de lavement.

Il faut aussi empêcher le patient de dormir.

Strychnine. — *Faire vomir sans retard, à moins que les accidents tétaniques ne se soient produits et donner de 10 à 20 gouttes de teinture d'iode dans un verre d'eau toutes les dix minutes.*

Cyanure de potassium. — Ce poison est foudroyant; toutefois, si l'on survient avant la mort, ce qui est rare, il faut provoquer les vomissements et faire boire beaucoup d'eau tiède et une cuillerée de tanin délayée dans un verre d'eau.

Gaz d'éclairage. — Ouvrir toutes grandes les fenêtres, arroser le visage avec de l'eau, poser des sinapismes aux jambes et pratiquer la respiration artificielle.

Empoisonnements alimentaires : *Champignons, moules, viandes gâtées.* — Provoquer de suite les vomissements, faire boire du café chaud, envelopper le corps dans des linges chauds. Empêcher le malade de dormir en le frictionnant et en lui faisant absorber beaucoup de café.

Il arrive assez souvent que l'intoxication ne se produit que dix ou douze heures après le repas.

En ce qui concerne les champignons, un moyen très simple d'éviter des accidents est de les faire tremper quelque temps dans de l'eau vinaigrée (3 cuillerées de vinaigre pour 1 litre d'eau), et de les laver ensuite à grande eau.

Des personnes croient prévenir tout danger en faisant cuire les champignons avec un peu d'argent et en rejetant comme mauvais ceux qui font noircir le métal. Ce procédé n'offre pourtant que peu de garantie; il n'est efficace qu'autant que les champignons renferment de l'hydrogène sulfuré.

En règle générale, il faut s'abstenir de manger des champignons qui ne sont pas rigoureusement frais, parce que leurs propriétés vénéneuses sont augmentées par la fermentation.

ESCARRES

Ce sont des plaques gangreneuses de la peau qui constituent un cas toujours grave. La mortification débute par une petite cloche qui *crève et se creuse* de plus en plus, *ou par une* rougeur de la peau qui forme bientôt une ampoule; au bout de quelques jours, une croûte noirâtre ou grisâtre se détache et laisse à nu une ulcération qui ne tarde pas à suppurer.

Tout malade qui reste longtemps alité peut avoir des escarres au siège, mais il est facile d'éviter cet accident en se servant d'un matelas d'eau ou d'un rond de caoutchouc. Un autre moyen, très simple, consiste à étendre sous le drap du papier blanc ou un journal soigneusement tiré pour qu'il ne fasse pas de plis.

Dès que l'escarre est produite, il faut la panser selon les indications du médecin.

ÉPILATION

L'épilation consiste à arracher les poils. Entre les deux branches d'une pince, vous saisissez un ou deux poils et vous les arrachez en les tirant dans le sens de la direction naturelle, en ayant soin de maintenir la peau en appuyant le pouce et l'index à la naissance du poil.

Cette opération est très douloureuse, aussi est-il prudent, surtout pour la barbe et la moustache, d'anesthésier la peau avec un peu de pommade à la cocaïne. Après l'opération, une compresse d'éther peut calmer la douleur. Beaucoup de personnes, les femmes surtout, s'arrachent les poils des narines ; c'est une pratique dangereuse, car les muqueuses nasales sont très sensibles. Il est tout au moins recommandé de stériliser l'épiloir et de le laver soigneusement.

EXAMEN DE LA GORGE

Il n'est personne qui ne soit appelé à faire cette inspection, les mères attentives la pratiquent journellement à leurs enfants. Le malade, la tête rejetée en arrière, ouvre la bouche, et pendant que rapidement vous appuyez une cuillère sur la langue, vous lui faites prononcer la voyelle A : la gorge s'ouvre suffisamment pour que vous en aperceviez le fond.

Pour un tout petit enfant, il faut le prendre sur les genoux, lui serrer les jambes et tenir les mains, tandis qu'une autre personne immobilise le front et place la cuillère dans la bouche.

Si l'opération est vivement faite, l'examen est terminé avant que l'enfant n'ait crié.

FAUX CROUP
Ou LARYNGITE STRIDULEUSE

Cette maladie est l'une de celles qui effraient le plus les mamans. Elle se déclare la plupart du temps au milieu de la nuit. Brusquement l'enfant se réveille, angoissé, secoué violemment d'une toux semblable à l'aboiement d'un jeune chien. La voix est enrouée quoique distincte, le visage se congestionne, les lèvres bleuissent. Il semble que le pauvre petit malade va mourir suffoqué. Plusieurs accès peuvent ainsi se succéder, mais habituellement la crise prend fin après une heure au plus, et paisiblement l'enfant s'endort.

Ce mal ressemble beaucoup au croup; il en diffère cependant par plusieurs caractères. Le croup est toujours précédé d'enrouement; l'enfant est fatigué et mal en train pendant quelques jours. Dans le faux croup le malade est saisi brusquement, sans qu'aucun symptôme ait laissé prévoir la crise.

D'autre part, la gorge est toujours marquée de plaques blanches dans le croup et simplement rouge dans le faux croup.

Vous calmez l'accès de faux croup en plaçant des compresses d'eau chaude sur la gorge et en provoquant des vomissements soit par l'ipéca, l'eau chaude ou plus simplement encore en introduisant les doigts dans la bouche.

FOMENTATIONS

On appelle ainsi des applications sèches ou humides faites à la surface des parties malades.

Les fomentations sèches ont pour but de réchauffer les membres refroidis : Une brique chaude, un fer à repasser, serviettes ou flanelles fortement chauffées, boules contenant de l'eau chaude, sont les moyens les plus usités et les plus simples.

Chez les personnes en état de syncope ou de congestion, il faut se garder de faire des fomentations trop chaudes; on risquerait de brûler les malades dont la sensibilité se trouve neutralisée.

Les fomentations humides se font à l'aide d'un linge trempé dans de l'eau chaude ou dans un liquide médicamenteux.

Après avoir tordu le linge pour qu'il ne garde pas trop de liquide, on l'applique sur la partie malade en le recouvrant de taffetas gommé qui conserve la chaleur le plus longtemps possible.

Ces fomentations portent aujourd'hui plus communément le nom de compresses.

En dehors des fomentations d'eau chaude, les plus employées sont les compresses camphrées, faites avec 200 grammes d'alcool camphré pour 1 litre d'eau, et les fomentations aromatiques.

On fait infuser 5o grammes d'espèces aromatiques dans un litre d'eau bouillante, le linge est trempé dans cette infusion et appliqué sur la partie malade.

Les fomentations de sureau se préparent de la même façon.

Dans la phlébite, les fomentations au chlorhydrate d'ammoniaque sont fréquemment employées, la dose est de 3o grammes par litre *d'eau froide*.

FRACTURES

On reconnaît une fracture à différents signes :

1° Lorsqu'au toucher la main rencontre un frottement rude aux extrémités des os fracturés;

2° Lorsqu'il y a déformation du membre;

3° Lorsque la douleur éprouvée est très intense dès que l'on touche la partie où siège la fracture;

4° Lorsque les membres situés *au-dessous* de la fracture ne fonctionnent plus.

La fracture est simple si la peau qui recouvre l'os brisé demeure intacte.

Elle est compliquée s'il y a blessure ou plaie mettant l'os à nu.

Dans un cas comme dans l'autre, il est urgent d'appeler le médecin.

Pour transporter un blessé il est bon de savoir que le membre fracturé doit toujours être soulevé le premier et déposé le dernier.

Si vous êtes avec le blessé et loin de toute habitation, avec des morceaux de bois coupé vous formez des attelles qui servent à immobiliser le membre fracturé. Une chemise, un mouchoir, une cravate déchirée, vous donneront au besoin des bandes.

Si le bras est brisé, il faut l'attacher au corps ; si c'est une jambe, la fixer à l'autre, veiller à ce que le membre ne change pas de position pendant le transport du blessé.

Fracture du crâne. — Le blessé perd connaissance, la pâleur du visage est extrême, et souvent un écoulement de sang se fait par les oreilles, la bouche et le nez.

Il faut coucher le sujet, la tête haute, et mettre sur le crâne des compresses d'eau froide.

Fracture de la mâchoire. — La bouche saigne, la salivation est abondante et le blessé éprouve une douleur très vive.

Attacher un mouchoir qui passe sur le sommet de la tête pour soulever la mâchoire de bas en haut et en fixer un autre qui la retient d'avant en arrière.

Fracture des côtes. — Une douleur aiguë se fait sentir à un point du thorax et elle s'accentue par l'effort de la toux.

A l'aide d'une serviette, il faut comprimer fortement le thorax afin de l'immobiliser.

Fracture de la clavicule. — Cette fracture se reconnaît à ce fait : que le bras est incapable de tout mouvement et que l'épaule est affaissée. Il faut mettre le bras en écharpe.

Fracture du bras, des doigts et des jambes. — Fixer deux petites attelles qui soutiennent le membre et le mettre en écharpe; le même procédé s'impose pour les fractures des doigts, de la cuisse, du genou, du pied; il n'y a qu'à modifier la longueur des attelles.

Quelle que soit la fracture, il est urgent d'appeler le médecin.

FRICTIONS

Faire une friction paraît la chose la plus simple du monde, il n'en est rien. Pour qu'elle soit efficace, il faut certaines connaissances. Le mode d'opérer varie d'abord selon que la friction est sèche ou humide, et, dans ce dernier cas, si elle doit être faite avec un liquide alcoolique ou huileux, un onguent ou une pommade.

Frictions sèches. — Les frictions sèches se font à l'aide d'un gant de crin, d'un morceau de flanelle ou d'une serviette rugueuse. Vous frottez énergiquement jusqu'à ce que la peau devienne rouge, et toujours, autant que possible, de bas en haut.

Frictions humides. — Pour l'emploi de *liquides alcoolisés*, tels que l'eau de Cologne, l'eau de lavande, le baume de Fioravanti, commencez par faire une friction sèche avec une serviette genre « nid d'abeilles »; imbibez ensuite de liquide un morceau de flanelle, frottez énergiquement dans le sens indiqué, puis séchez avec une flanelle pour faire disparaître l'humidité. Le liquide alcoolique, ne pénétrant jamais dans la peau, ne sert qu'à produire une réaction superficielle.

Les *liquides huileux* pénètrent au contraire dans les tissus; la friction doit être faite doucement avec une flanelle imbibée du produit. Vous laissez la flanelle sur la partie frottée, car il ne faut jamais sécher la peau à la suite d'une friction huileuse, sous peine de la rendre inefficace et par conséquent inutile.

Les pommades à base de vaseline ne sont pas absorbées par le derme; il suffit donc d'en prendre une petite quantité avec du coton hydrophile et de la placer sur la peau; mais les pommades à base d'axonge ou de lanoline, qui pénètrent dans les tissus, doivent être employées comme les liquides huileux, c'est-à-dire qu'après en avoir pris avec du coton hydrophile et déposé sur de la flanelle, il faut frotter doucement et longuement et laisser la flanelle sur l'endroit frictionné.

C'est à dessein que je conseille de prendre le corps médicamenteux avec du coton hydrophile dont on se débarrasse ensuite, car si l'on prélevait la pommade avec les doigts ou la flanelle, on souillerait le pot, et son contenu serait inutilisable.

Il ne faut jamais opérer des frictions à l'aide de liniments, sur des surfaces ulcérées ou saignantes. Non seulement le frottement déterminerait de l'irritation, mais les liniments, étant toujours ou presque toujours à base de laudanum ou d'opium, pourraient causer un empoisonnement.

(Voir à l'article **Pansements** comment on doit utiliser les pommades et onguents sur les plaies.)

L'onguent Napolitain ou mercuriel double est souvent ordonné en frictions. Il doit être employé de la façon suivante :

La dose indiquée par le médecin doit être dépensée chaque fois. On commence par savonner les parties, qui doivent recevoir l'application (habituellement les aisselles, les aines, la saignée des bras, le dessous des genoux); on sèche soigneusement avec du coton hydrophile; on passe l'onguent en frottant doucement et longuement, puis on laisse en l'état les parties ointes, et le lendemain seulement on les savonne de nouveau.

Pour faire cette petite opération, il faut enlever ses bijoux en or, ils deviendraient blancs sous l'action du mercure.

NOTA. — Il est indispensable de se gargariser cinq à six fois par jour avec du chlorate de potasse quand on fait usage de l'onguent Napolitain.

FUMIGATIONS

Ces opérations consistent à soumettre une partie du corps à l'action d'un gaz, d'une vapeur ou d'une fumée.

S'il s'agit du visage, vous le garantissez avec une serviette et vous exposez la partie malade à la vapeur qui sort d'un entonnoir en carton ou en papier, que l'on a placé sur la casserole contenant la fumigation.

Pour un membre, vous l'exposez au contact direct de la vapeur en le plaçant au-dessus de la casserole.

Pour faire une fumigation dans une pièce, fermez toutes les issues, placez une casserole pleine d'eau sur un réchaud à alcool, et quand l'eau bout, y ajouter le liquide et laissez continuer l'ébullition.

Les fumigations à base de racines, de feuilles ou de fleurs se préparent en mettant les plantes dans l'eau bouillante.

Fumigations de benjoin. — Projetez 1 gramme de benjoin sur des charbons ardents contenus dans une pelle à feu.

La teinture de benjoin peut aussi être employée en en versant une cuillerée dans de l'eau bouillante.

Fumigations d'eucalyptus. — Faites bouillir des feuilles d'eucalyptus dans de l'eau bouillante, en continuant l'ébullition pendant un quart d'heure environ.

Fumigations de genièvre. — Sur des charbons ardents placés dans une bassinoire, projetez des baies de genièvre préalablement concassées.

GARGARISMES

Les gargarismes sont des préparations médicamenteuses destinées aux soins de la bouche et de l'arrière-gorge. Pour se gargariser utilement, il faut prendre une petite quantité de liquide, renverser la tête en arrière et tenir la bouche ouverte en évitant la déglutition. L'air chassé lentement de la poitrine produit un glouglou particulier. Cela fait, on baisse la tête et le liquide s'écoule de lui-même dans la cuvette.

Apprendre aux enfants à se gargariser dès leur jeune âge est une excellente précaution. On y parvient facilement en les y intéressant par l'exemple qui les amuse et sans attendre qu'ils soient malades.

Le gargarisme ne suffit pas toujours à débarrasser l'arrière-gorge des fausses membranes, c'est alors que les irrigations pratiquées à l'aide d'un bock ou d'un irrigateur (voir *Irrigations*) deviennent nécessaires.

A part le gargarisme boriqué, qui se fait avec de l'eau boriquée (voir la préparation de *l'eau boriquée*), le gargarisme de chlorate de potasse, composé de 30 grammes de chlorate par litre d'eau; le gargarisme de ronces et de miel (20 grammes de feuilles de ronces bouillies dans un demi-litre d'eau à laquelle on ajoute quatre cuillerées de miel; le gargarisme au citron, qui se prépare avec un peu de jus de citron dans un verre d'eau; celui à l'alun (1 cuillerée d'alun dans un verre d'eau), tous les autres gargarismes sont prescrits par le médecin selon le cas et doivent être employés strictement selon les indications prescrites.

GLACE

Comme médicament interne, la glace est employée pour arrêter les vomissements et les hémorragies. On l'utilise pilée ou en petits morceaux. Pour la casser, vous pouvez vous servir d'un marteau, mais il est plus pratique et plus propre de prendre une grande épingle que vous faites pénétrer légèrement dans la glace et que vous enfoncez en la frappant d'un coup sec.

La glace ne doit pas être avalée; il faut la laisser fondre dans la bouche.

Pour une application externe, la glace, brisée comme nous l'avons dit, en morceaux moyens, est renfermée dans un sac imperméable ou dans une vessie de porc.

Lorsque la glace est fondue, elle doit être remplacée *immédiatement*, aussi est-il préférable d'avoir un second sac ou une autre vessie, de façon à pouvoir opérer sans délai le remplacement.

Si la glace est appliquée sur la tête, les cheveux doivent être coupés ras; puis, pour ralentir la fusion, le sac ou la vessie est placé dans un bonnet ordinaire, ou dans un bonnet fabriqué avec du taffetas gommé.

L'emploi de ce remède externe nécessite une surveillance attentive, parce que le froid prolongé produit la gangrène. Pour obvier à ce danger, il est bon de mettre un linge fin entre la peau et la vessie ou le sac.

La glace sert aussi à produire l'insensibilité au niveau d'un abcès que l'on doit ouvrir. Dans ce cas, elle est mélangée avec du gros sel. L'application ne doit pas dépasser cinq minutes et être faite en présence du médecin, car ce mélange amène un abaissement de température considérable, et la partie atteinte pourrait être gelée.

De nos jours, on remplace la glace, en bien des cas, par des applications d'éther ou même de chloréthyle. Ce dernier médicament est enfermé dans des tubes en verre ou en métal; pour en faire usage, il suffit de dévisser le bouchon de fermeture et de diriger *horizontalement* le jet gazeux sur la partie que l'on veut insensibiliser.

Le chlorure de méthyle produit aussi un froid intense ; on l'emploie particulièrement dans la névralgie et la sciatique.

Son application, appelée le stypage, doit être laissée à la science du médecin ; nous n'en avons donc parlé ici que pour mémoire.

MÉLANGES FRIGORIFIQUES

Pour obtenir de suite une boisson glacée, on peut plonger le contenant, bouteille ou vase, dans un mélange de glace et de gros sel ; mais, à défaut de glace, les trois mélanges suivants peuvent être utilement appropriés à cet usage :

1° Chlorhydrate d'ammoniaque.	100 grammes
Nitrate d'ammoniaque . . .	100 —
Eau.	500 —
2° Sulfate de soude	500 grammes
Acide sulfurique.	250 —
Eau.	200 —
3° Sulfate de soude.	300 grammes
Acide nitrique.	100 —
Eau.	100 —

Ce dernier mélange produit un abaissement de température de 26°.

GAZ OXYGÉNÉ

Ce gaz est très employé contre les étouffements et la syncope.

L'oxygène se vend en ballons ; pour l'administrer,

il suffit d'ouvrir le robinet et d'approcher celui-ci de la bouche du malade.

Il est indispensable d'écarter toute lumière du récipient.

HÉMORRAGIES

Les hémorragies proviennent de la rupture des veines, des artères ou des vaisseaux capillaires. Connaître le siège du mal est donc d'une importance capitale.

L'hémorragie veineuse se reconnaît à ce que le sang est rouge brun, et qu'une compression faite *au-dessus* de la plaie, entre celle-ci et le cœur, augmente l'afflux sanguin, tandis qu'une compression faite *au-dessous* de la plaie atténue l'hémorragie ou l'arrête.

L'hémorragie artérielle fournit un sang rouge vif; si l'on exerce une pression circulaire entre la plaie et le cœur, l'hémorragie diminue et peut même cesser.

L'hémorragie des capillaires se reconnaît à ce que le sang monte à la surface de la plaie, d'une façon continue, sans produire de jet.

Il est donc facile de constater la provenance de l'hémorragie :

Si c'est *une veine qui saigne*, le sang est brun et l'effusion diminue aussitôt qu'on opère une pression *au-dessous* de la plaie; si c'est *une artère* qui saigne, le sang est rouge vif et le jet s'arrête dès qu'on presse *au-dessus* de la plaie; enfin, s'il y a simplement suintement, l'hémorragie *provient des vaisseaux capillaires*.

S'agit-il d'un membre blessé? On arrête l'hémorragie en élevant le membre à l'aide de coussins ou de bandes, au-dessus du niveau du reste du corps.

L'hémorragie des capillaires ou des veines, celle d'une varice, par exemple, est atténuée, en attendant l'arrivée du médecin, par l'application de boulettes de coton hydrophile sur la plaie et d'une compression violente.

Si le coton hydrophile fait défaut, on peut employer un mouchoir très propre.

Pour les hémorragies artérielles, il faut essayer

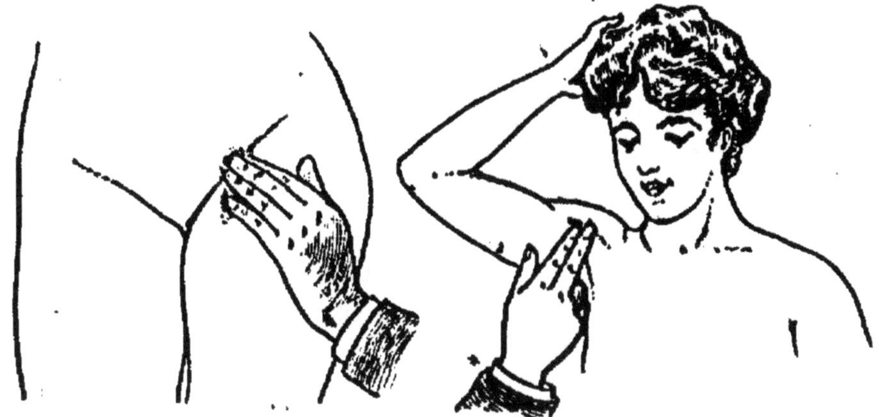

d'abord des compressions directes, en appuyant au-dessus de l'endroit qui saigne, mais si ce moyen ne réussit pas on doit rechercher par tâtonnement le point précis où la compression de l'artère est possible.

Lorsqu'il y a *blessure d'un membre inférieur*, la pression doit être faite avec les quatre derniers doigts de la main, sur la partie moyenne du *pli de l'aine*, et, pour les bras, on procède pareillement au *creux des aisselles*. Si la compression est bien faite, l'affusion du sang diminue, mais il faut d'abord presser doucement et appuyer jusqu'à ce que l'on sente une résistance offerte par l'os; à ce moment, l'hémorragie doit cesser.

Pour les blessures de la tête et du cou, presser l'artère carotide dans le sillon situé entre le larynx et la masse du muscle.

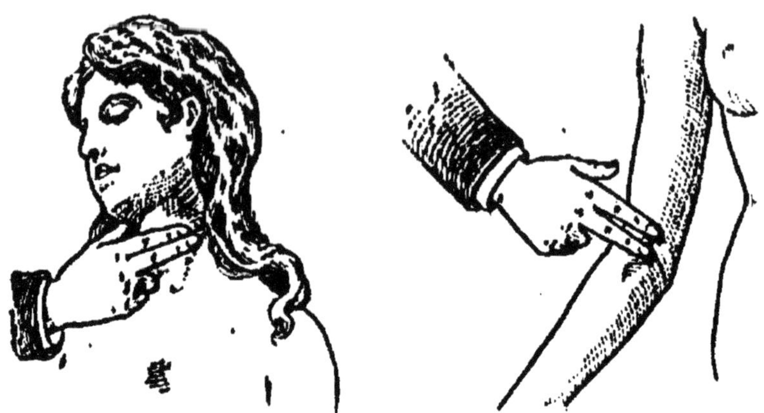

Si *l'épanchement existe à l'épaule ou au creux de l'aisselle*, écraser l'artère sous-clavière dans la partie appelée communément salière, c'est-à-dire au-dessus de la clavicule.

Enfin, pour l'avant-bras, c'est e1 *dedans du biceps*, sur la ligne de la couture de la manche qu'il faut presser l'artère humorale.

Ces différentes compressions, qui doivent durer jusqu'à l'arrivée du médecin, sont très fatigantes. Aussi fera-t-on bien de lier fortement le membre au-dessus de la plaie, avec une cravate ou une bande, et si l'on ne parvenait pas à serrer suffisamment, on utiliserait un morceau de bois ou un couteau fermé pour opérer un mouvement de torsion.

Quelles que soient la forme et l'importance de l'hé morragie, il est urgent d'appeler un médecin; les moyens que nous indiquons n'ont pour but que d'éviter une trop grande perte de sang avant son arrivée et ils ne sauraient être que provisoires, car ils suppriment la circulation du sang dans tout un membre.

SAIGNEMENT DE NEZ OU ÉPISTAXIS

Dans ce cas, la première précaution est de ne pas se moucher, de rejeter la tête en arrière et d'appliquer des compresses d'eau froide sur le front et sur le nez.

Parfois, il suffit de faire lever le bras qui correspond à la narine saignante pour amener la cessation de l'effusion. On peut aussi renifler de l'eau très chaude ou une solution d'antipyrine au dixième et lier les quatre membres au-dessus des genoux et des coudes.

Si ces différents moyens demeuraient sans effet, ou si des boulettes de coton imbibées d'une solution d'antipyrine et introduites profondément dans les fosses nasales n'arrêtaient pas l'épistaxis, il faudrait appeler au plus vite un médecin pour qu'il pratique un tamponnement spécial.

CRACHEMENT DE SANG OU HÉMOPTYSIE

Le sang expectoré est d'un rouge vif. Étendre le malade sur un lit, ou par terre au besoin ; lui interdire de faire un mouvement ou de parler ; lui faire sucer de la glace ou absorber des boissons glacées sans qu'il se déplace ; lui appliquer des compresses très froides sur la poitrine et les cuisses, et faire intervenir au plus tôt le médecin, car le cas est toujours sérieux.

HÉMORRAGIES DENTAIRES

Pour ces hémorragies, qui sont souvent très rebelles, tamponner avec du coton imprégné de poudre d'antipyrine et laisser le coton sur l'orifice de la dent, en appuyant fortement.

VOMISSEMENTS DE SANG

Dans ce cas, le sang provient de l'estomac et très souvent il est noir comme du marc de café. Les soins immédiats à donner sont les mêmes que pour les crachements de sang, mais il est nécessaire, en plus, de placer des compresses glacées sur l'estomac.

HÉMORRAGIE VÉSICALE

Mettre des compresses froides sur le bas-ventre et entre les jambes, introduire des fragments de glace dans le rectum et, si la glace manque, administrer un lavement froid.

HÉMORRAGIE RECTALE

Des compresses glacées doivent être placées sur l'anus et le malade reçoit un lavement d'eau chaude à 45 degrés.

HÉMORRAGIE
PROVENANT D'HÉMORROIDES

Prendre des lavements froids de quantité très réduite car l'important est de les garder : tout effort pour l'expulsion provoquerait une nouvelle hémorragie.

Les lavages internes contenant deux cuillerées de tanin pour un verre d'eau sont souvent efficaces, mais il est préférable d'administrer au moyen d'une poire un petit lavement d'une solution à 2 % de gélatine stérilisée.

MÉDICAMENTS
ARRÊTANT LES HÉMORRAGIES

Ils sont nombreux et comprennent entre autres : l'ergotine, l'hamamélis, l'hydrastes canadensis, le perchlorure de fer, etc., mais ils ne doivent être jamais employés sans ordonnance du médecin et sans indications précises, car ces médicaments étant très énergiques il serait dangereux de les administrer à la légère.

HERNIES

On donne le nom d'hernie à la sortie partielle d'un viscère au dehors de la cavité naturelle qui le contient normalement.

Les hernies se divisent en trois sortes principales : les inguinales, les crurales et les ombilicales.

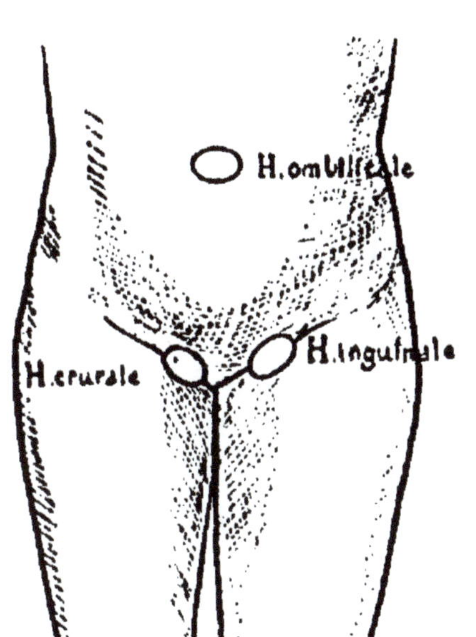

Il existe aussi la hernie épigastrique de la ligne blanche, mais elle est rare.

Toute hernie qui n'est pas opérée doit être maintenue par un bandage spécial.

Il est souvent fort difficile de réduire la hernie ; un bon moyen consiste à placer sur le viscère une compresse d'éther, mais si, à la suite de cette application, l'organe ne reprenait pas sa place normale, il faudrait appeler le médecin de suite.

Pour appliquer un bandage utilement, le malade doit être couché, car dans la position horizontale la hernie rentre.

Le bandage étant passé en arrière par léger soulèvement, on ramène la pelote sur la hernie maintenue avec la main, on fixe le bandage, on met des sous-cuisses si l'appareil en comporte; le malade se lève, tousse et, si le bandage est bien placé, le viscère ne doit pas s'échapper.

Beaucoup de personnes se tiennent debout pour mettre leur bandage, elles ont tort, car il est difficile de rentrer la hernie dans cette position. Du fait même de cette difficulté, l'effet de l'appareil peut être nuisible attendu que la compression ne se faisant pas à l'endroit nécessaire, on risque d'étrangler la hernie et de rendre indispensable une opération immédiate.

Le bandage doit être porté toute la journée, il peut être retiré la nuit sauf dans le cas où le malade tousserait.

Il ne faut jamais placer l'appareil sur la chemise; celle-ci se déplaçant entraînerait le bandage qui deviendrait alors plus dangereux qu'utile. Si l'on veut garder intacte la pelote, il suffit de l'entourer d'un linge fin que l'on coud et que l'on change à volonté quand il est sali. Mettre un carré d'étoffe sous la pelote dans le but d'atténuer la pression douloureuse est un mauvais moyen qui présente les mêmes inconvénients que la chemise : tout morceau d'étoffe qui reste libre détruit la fixité de l'appareil. Les indications qui précèdent s'appliquent aux hernies inguinales, crurales et ombilicales; quant aux formes des bandages, elles varient à l'infini, mais les conditions exigibles sont les mêmes dans tous les cas.

HOQUET

Ce mouvement convulsif est fort désagréable. On peut le combattre par plusieurs moyens : le plus simple et le plus ancien consiste à placer une clef froide dans le dos.

L'ingestion d'un peu d'eau sucrée faite à l'aide d'une paille réussit fréquemment, mais le procédé le plus efficace est de retenir longtemps sa respiration.

Si le hoquet ne se calmait pas, on pourrait essayer l'application de compresses d'eau froide ou d'éther au creux de l'estomac.

Un autre bon système, c'est de tremper un morceau de sucre dans du vinaigre et de le manger lentement.

Lorsque le hoquet dure plus d'une journée, il devient nécessaire d'appeler le médecin.

HUILE DE FOIE DE MORUE

Il y a trois sortes d'huile de foie de morue : la brune, la blonde et la blanche.

Pendant longtemps la croyance populaire fut que l'huile brune était la meilleure, sans doute parce qu'elle est fort désagréable à boire. C'est là une erreur que chacun s'expliquera en apprenant comment se prépare ce médicament.

Les foies de morues sont disposés sur des claies ; tout d'abord il s'en écoule une huile blanche qui est vierge.

Après une certaine durée d'exposition à l'air, les foies fournissent une huile plus colorée qui est la blonde. Enfin, lorsque les foies ont fermenté, il en sort une huile brune.

L'huile blanche coûte beaucoup plus cher que les deux autres, mais comme ses propriétés sont beaucoup plus actives il vaut mieux l'employer de préférence.

Ce médicament est très efficace, mais il a l'inconvénient d'être désagréable au goût.

Les parents ont le tort de laisser entendre aux enfants que l'huile de foie de morue est mauvaise et de se complaire à narrer la difficulté qu'ils eurent à s'y habituer eux-mêmes quand ils étaient jeunes. S'ils s'astreignaient à n'en point parler et à administrer le médicament comme s'il s'agissait d'une drogue ordinaire, les enfants l'absorberaient presque toujours sans opposition ni parti pris.

Si les enfants ne peuvent ingérer l'huile pure, on y ajoute un peu d'essence de menthe pour en masquer le goût ou bien on la mélange dans un petit verre avec du malaga ou du sirop de groseilles. Le vin ou le sirop tombant au fond, le goût de l'huile ne domine pas après l'absorption.

Certains enfants délicats ne digèrent pas l'huile et la vomissent au bout de quelques heures; dans ce cas, il ne faut pas insister de suite, mais recommencer huit ou quinze jours plus tard. Si le même fait se renouvelait alors, il serait sage de renoncer à son usage.

HYGIÈNE

En quelques mots, l'hygiène a pour but d'apprendre à conserver la santé et à se préserver des maladies. L'hygiène est connue depuis la plus haute antiquité; les prescriptions religieuses, telles que le jeûne et le carême chez les catholiques, les ablutions chez les mahométans, ne sont pas autre chose que des règles d'hygiène.

Grâce aux admirables travaux de Pasteur, l'hygiène a fait depuis quelques années d'immenses progrès. Des notions de cette science sont inscrites dans les programmes des écoles primaires supérieures.

Ce n'est pas assez, il faut que l'hygiène soit sérieusement enseignée dans toutes les écoles primaires, et lorsque ces prescriptions seront devenues familières aux masses populaires, l'époque sera proche où la mortalité se trouvera réduite à son strict minimum.

En attendant et pour contribuer à la diffusion de cette science, la plus utile peut-être qui soit au monde, puisqu'elle est la science de la vie elle-même, nous avons réuni dans ce livre les notions indispensables, celles que tout le monde doit connaître.

HABITATION

Au point de vue hygiénique, l'idéal de l'habitation serait une maison placée sur un point élevé, bâtie sur cave, loin des marais et des usines, et exposée à l'est ou au midi.

Malheureusement, on n'habite pas où l'on veut, mais où l'on peut.

Mais il est toujours possible de rendre son habitation saine de la façon suivante : Ouvrir les fenêtres toutes grandes au moins trois ou quatre heures par jour, pour laisser pénétrer à flots l'air et la lumière qui sont indispensables à la vie.

Beaucoup de médecins conseillent de laisser ouvertes la nuit les fenêtres de la chambre à coucher. Le conseil est bon, mais à condition que la fenêtre soit seulement entr'ouverte, c'est-à-dire que l'un des côtés soit fermé et l'autre maintenu par l'espagnolette. Même pendant les fortes chaleurs, il est imprudent d'agir autrement. En plein été, il se produit toujours, vers deux heures du matin, un abaissement de température qui peut avoir de fâcheuses conséquences, surtout pour les rhumatisants et les asthmatiques.

Donc : si vous voulez laisser votre fenêtre ouverte la nuit, malgré l'ouverture réduite que nous venons d'indiquer, il sera prudent de fermer les volets et de tirer les doubles rideaux.

Un appartement parqueté est plus sain qu'un appartement avec dallage ou carrelage; ceux-ci sont froids et humides. Les étages doivent toujours être préférés aux rez-de-chaussée. En ville, les rez-de-chaussée, sauf de rares exceptions, ne reçoivent jamais le soleil; à la campagne, ils sont généralement humides.

La plus belle pièce ne devrait pas être le salon, mais la chambre à coucher. C'est en effet dans celle-ci que se passe presque la moitié de la vie, puisque le temps consacré au repos doit être de neuf à dix heures.

Toutes les tentures devraient être supprimées, sauf les doubles rideaux qui, aux fenêtres, préservent du jour et en hiver du froid. Avec les tentures, vous pouvez bannir portières, tapis, tableaux et bibelots, qui ne sont que des nids à poussière. Le parquet doit être soigneusement ciré, l'encaustique renferme des huiles essentielles qui tuent ou éloignent les insectes; hygiène et élégance, en ceci, sont d'accord.

Les animaux et les fleurs absorbent une partie de l'oxygène et exhalent de l'acide carbonique, double raison pour les proscrire de la chambre à coucher.

Ainsi disposée, votre chambre ne sera peut-être pas très élégante, mais elle aura le grand avantage d'être saine, ce qui est la qualité essentielle.

CHAUFFAGE

La cheminée est le meilleur mode de chauffage; non seulement elle réchauffe la pièce, mais elle renouvelle l'air par l'action constante du tirage.

Le bois est très coûteux; c'est son principal inconvénient ! on peut y substituer le coke ou le charbon. La poudre de charbon comprimée en morceaux arrondis, communément appelés boulets, est un excellent combustible. Avec des boulets bien allumés et recouverts de cendre, le feu peut se conserver vingt-quatre heures. Il n'est pas besoin ainsi de poêles mobiles, dont le seul avantage est de ne donner que peu de peine à la ménagère, qui n'a qu'à les charger une fois par jour. Mais ils ont le grave inconvénient de dégager de l'oxyde de carbone si le tirage est insuffisant. Il suffit alors d'un accident imprévu et quelquefois insignifiant au poêle ou à la cheminée pour que l'oxyde de carbone refoulé dans la chambre cause la mort ou un commencement d'asphyxie des habitants. Chaque année, il se produit de nombreux accidents de cette nature.

Les poêles mobiles devraient donc être proscrits des appartements et surtout des chambres à coucher.

A défaut de la cheminée avec laquelle il y a toujours une grande déperdition de chaleur, les poêles fixes peuvent être utilisés. Les meilleurs sont les appareils en faïence; ils s'échauffent lentement, mais ils conservent longtemps la chaleur. Les poêles en fonte dégagent de l'oxyde de carbone lorsqu'ils deviennent rouges, et ils dessèchent l'air. Ce dernier inconvénient peut être évité en mettant sur le poêle une bouillotte renfermant de l'eau.

Le chauffage par le gaz peut être employé, à

condition que l'appareil soit muni d'un tuyau de tirage.

NOTA. — Il ne faut pas oublier que le chauffage excessif amène l'anémie, l'étiolement, l'apoplexie, et la température ne doit pas dépasser 18°.

ÉCLAIRAGE

Les chandelles et les bougies ne sont plus employées; elles sont remplacées par les lampes à essence, à huile, à pétrole, le gaz, l'électricité, l'acétylène. Les ménagères doivent se rappeler que l'essence étant excessivement inflammable, les lampes doivent être garnies de préférence dans la journée et en tous cas loin du feu et d'une lumière.

Les lampes à huile sont les meilleures pour le travail intellectuel. Elles donnent une lumière uniforme, ne vacillent point et ne fatiguent pas les yeux.

Le gaz fatigue la vue, donne beaucoup de chaleur et consomme une partie de l'oxygène de la pièce. De plus, il peut se produire une fuite que rien ne peut faire prévoir et qui peut amener l'asphyxie ou une explosion; aussi est-il prudent de ne jamais laisser le compteur ouvert la nuit.

L'éclairage par l'électricité est trop ardent avec les lampes à arc, et celles à incandescence fatiguent souvent les yeux par suite d'une sorte de tremblottement dû aux variations d'intensité du courant.

L'acétylène donne une lumière trop éclatante et son emploi n'est pas encore pratique.

HYGIÈNE DE L'INDIVIDU
VÊTEMENT

Le vêtement protège le corps contre les changements de température. Le rôle le plus essentiel appartient aux vêtements placés en contact direct avec la peau, qui, en absorbant la sueur à mesure qu'elle se forme, empêchent les dangereux refroidissements. Pour cet usage, la laine doit être préférée à n'importe quel autre tissu. Outre la propriété d'absorber l'eau plus facilement, elle ne colle pas à la peau et ne produit pas cette impression de froid que donnent le coton, la toile et les autres tissus. La flanelle de laine doit donc être recommandée, à condition d'en changer souvent. Il est même préférable d'avoir une flanelle de jour et une de nuit, de façon qu'elles puissent être aérées l'une et l'autre.

Doit-on se couvrir beaucoup ou non? Nous recommandons les vêtements légers à la maison, à condition de ne jamais sortir sans pardessus, aussi bien en été qu'en hiver.

La cause des maladies est moins dans le froid et le chaud que dans les changements brusques de température. Si donc, en hiver, vous êtes trop couverts, après une marche de courte durée vous êtes en transpiration et, au moindre arrêt, le froid peut vous saisir. En été, dans la soirée, il survient souvent de brusques changements de température, à la suite d'un orage par exemple. C'est pour cela que le pardessus est indispensable pour parer à ce danger. Les journaux, mauvais conducteurs, offrent une garantie absolue contre le froid et contre les refroidissements si l'on a chaud.

Les mamans doivent couvrir légèrement leurs enfants; qu'elles n'oublient pas qu'ils ne restent jamais en place ; un bon manteau suffit donc, même par les plus grands froids.

La couleur du vêtement a une grande importance. Les tissus noirs, bleus, rouges, verts, absorbent les rayons solaires, tandis que les tissus blancs les arrêtent ; ceux-ci doivent donc être réservés pour l'été et les pays chauds.

Les vêtements caoutchoutés sont malsains ; ils ne laissent pas passer l'air et provoquent ainsi une transpiration abondante.

La coiffure doit être légère et ne pas serrer la tête ; dans l'appartement il vaut mieux être tête nue. En été, le chapeau de paille est préférable. En hiver, le chapeau haut de forme peut être porté, à condition qu'il ait, au sommet, des trous laissant circuler l'air. Les chapeaux mous et bas, les casquettes plates, les képis doivent être rejetés : ce sont de véritables étuves.

Le cou ne doit pas être serré : les foulards doivent être proscrits ; un seul jour d'oubli, la température n'étant pas la même, vous contractez un mal de gorge.

La chemise sera en tissu de coton ou de toile. Le coton, dont le grain est plus fin, doit être préféré, il empêche le refroidissement provoqué par l'évaporation de la sueur.

Le caleçon sera en coton, toile ou laine, selon la saison. Il a l'avantage d'empêcher le contact du pantalon ; celui-ci étant en laine se charge facilement de poussière.

Il est nécessaire de changer de linge de corps, chemises, caleçons, chaussettes, au moins deux fois par semaine.

Le pantalon sera maintenu par des bretelles. Fixé par une boucle ou par une ceinture, il comprime la taille et arrête la circulation du sang. Les bas ne doivent pas être trop larges, de façon à éviter la formation des plis, ni trop étroits, parce qu'ils gêneraient la circulation du sang; de même pour les gants et, à plus forte raison, pour les chaussures, qui doivent être faites sur mesure, de façon à ne pas être ni trop larges ni trop étroites. Les talons hauts doivent être défendus; ils ne permettent pas aux pieds d'avoir leur appui normal et, chez les dames surtout, ils produisent de l'ébranlement du ventre et la chute des reins.

Le corset est indispensable pour soutenir les seins et supporter les jupons. L'important est qu'il ne comprime pas la taille et qu'il ne gêne pas la circulation. Il doit appuyer sans pression sur le ventre, car, avec la mode actuelle, si l'estomac est dégagé, les organes essentiels, intestins, vessie, matrice, sont comprimés.

La forme des corsets varie à l'infini. C'est là une question de mode à laquelle malheureusement l'hygiène n'a rien à voir et contre laquelle on ne peut rien, la plupart des femmes faisant passer la coquetterie avant la santé.

HYGIENE DU CORPS

Le visage, le cou, les mains et les parties génitales doivent être lavés tous les jours à grande eau; un bain entier est indispensable une fois par semaine. A défaut de baignoire, vous vous laverez un jour le buste, le lendemain les jambes.

Si les douches, les ablutions froides ne conviennent pas à tout le monde, le lavage de tout le corps s'impose à qui veut bien se porter.

D'une part, il y a la poussière extérieure qu'il ne faut pas laisser s'accumuler ; d'autre part, la peau sécrète un liquide qui obstrue les pores. Or le bon fonctionnement de la peau a une action primordiale sur toutes les fonctions vitales ; elle doit donc être entretenue dans un état de propreté constant, que seuls peuvent maintenir les lavages fréquents.

On fait un reproche aux Français de ne pas se laver, et il faut reconnaître que cela est juste. Il n'y a guère plus d'une dizaine d'années que Paris possède des salles de bains particulières et dans certaines villes de province il y a une baignoire pour cinq ou six mille habitants ; dans les villages, les baignoires n'existent pas. Les grands progrès de l'hygiène sont dus à la propreté et c'est pour cela que nous insistons sur la nécessité absolue de se laver.

Les cheveux doivent être peignés tous les jours avec soin et démêlés s'ils sont longs. Ils seront lavés une fois par semaine. Un bon procédé de nettoyage est l'emploi d'une décoction de bois de Panama additionnée de carbonate de soude (gros comme une noisette). Il est recommandé de les laver à l'eau chaude et de préférence le soir, afin d'éviter les refroidissements qui pourraient amener des névralgies fort douloureuses. Les frictions alcooliques sont excellentes, mais elles ont l'inconvénient de dessécher les cheveux.

Les yeux doivent être lavés à l'eau chaude, surtout si les paupières sont collées. S'ils sont irrités ou fatigués, des compresses de thé chaud produisent rapidement un résultat satisfaisant.

L'hygiène du nez a une importance dont on ne se doute pas. Cet organe est tapissé de cils vibratiles qui, par leur mouvement constant, empêchent les poussières de pénétrer jusqu'aux poumons. Pour que rien n'entrave cette fonction, il est de bonne précaution de renifler matin et soir de la vaseline ou de l'huile.

Il faut se laver la bouche matin et soir et après les repas, et se brosser les dents avec soin.

Le bain de pieds est obligatoire au moins deux fois par semaine; les ongles seront nettoyés et coupés en carré pour éviter l'ongle incarné.

Les mains seront nettoyées aussi souvent que possible, de préférence à l'eau tiède. En hiver il faut avoir soin de bien les essuyer pour éviter les engelures.

DIGESTION

Pour bien digérer, il est nécessaire de manger à heures fixes et de ne pas se presser. Un vieux proverbe, d'ailleurs très vrai, dit qu'« on ne vieillit pas à table »; c'est une maxime dont devraient se souvenir les gens qui ont la fâcheuse habitude de manger en cinq minutes.

La mastication doit être faite avec grand soin ; il y a même un procédé qui prétend guérir toutes les maladies d'estomac en comptant jusqu'à onze entre chaque bouchée. Si cela est un peu exagéré, il ne faut pas oublier que les glandes salivaires jouent un rôle très important dans la digestion, surtout dans celle des matières amylacées. Il est donc indispensable qu'elles puissent agir et pour cela la mastication faite lentement est importante.

Le maximum de liquide absorbé aux repas devrait être de deux verres ; si le suc gastrique est trop délayé, il n'agit plus ; de là des fermentations et des gaz. Un point très important est de rester tranquille au moins une demi-heure après les repas;

Il n'y a pour cela qu'à prendre exemple sur les animaux qui restent immobiles après avoir mangé. Si l'on s'agite, les solides se mélangent aux liquides, et il se produit des lourdeurs, des ballonnements, des bâillements. En résumé, *pour bien digérer, manger lentement, peu boire et rester au repos après le repas.*

Que doit-on manger ? Cela est une question d'estomac et de climat ; les épices, par exemple, qui sont très indigestes, sont indispensables dans les pays chauds pour stimuler l'appétit. Un travailleur des champs a besoin de beaucoup plus d'aliments qu'un employé de bureau et il digèrera plus facilement que ce dernier. Pour beaucoup de personnes qui digèrent très mal il suffit d'un changement d'air et de repos pour qu'elles puissent digérer n'importe quel aliment. Les nerfs ont aussi une très grosse influence sur la digestion ; il suffit souvent d'une contrariété pour l'arrêter. C'est donc une question d'étude pour chacun et, dans l'indécision, le mieux est de se conformer aux usages des habitants du pays. Si, d'autre part, on digère bien un jour des aliments lourds et qu'un autre jour les aliments légers ne passent pas, ce n'est pas l'estomac qui est malade ; il y a d'autres causes qu'il faut rechercher.

L'intestin joue un très grand rôle dans la digestion ; on pourrait dire le principal puisque l'on peut impunément supprimer l'estomac. Il faut donc veiller à aller à la selle tous les jours. Au lieu d'employer de nombreux laxatifs, il suffit souvent de se présenter à la selle rigoureusement à la même heure.

Si l'on a la diarrhée de suite après les repas, c'est que l'intestin est malade et il est nécessaire de voir le médecin.

L'estomac, le ventre et la vessie sont très sensibles

aux changements de température. Les personnes délicates feront donc bien de porter une ceinture de flanelle.

EXERCICE

L'exercice est indispensable à la santé; il augmente l'énergie des muscles et active la respiration; il favorise la nutrition en accélérant la digestion; il stimule les fonctions de la peau par la transpiration; il diminue l'impressionnabilité physique du corps en le rendant plus résistant au froid et à la chaleur; enfin il prévient le surmenage intellectuel.

Pour remplir ces bons effets, l'exercice doit être fait en plein air après entraînement et avec modération. Il est évident qu'une course rapide est plutôt nuisible; l'homme qui fait vingt kilomètres après être resté un mois sans sortir, se fatiguera sans profit. L'exercice idéal est la marche. La bicyclette, l'escrime, l'automobile, le foot-ball, etc., ne peuvent pas la remplacer. Dans la marche tous les muscles entrent en jeu sans faire plus d'efforts qu'ils ne le doivent et qu'ils ne le peuvent. De plus, la marche faite à pas modérés ouvre l'appétit et repose l'esprit. La gymnastique, la natation, le patinage, l'aviron, l'équitation, la danse, sont à recommander, mais sous la condition de les faire régulièrement et sans aller jusqu'à la fatigue. Moins on se dépense physiquement, plus il est nécessaire de faire de l'exercice, car l'homme est ainsi fait, qu'il ne peut pas conserver sa santé en restant immobile. Comme dit encore un proverbe : « Sois petit mangeur et grand marcheur et tu deviendras vieux. » Ceci s'applique surtout aux habitants des villes, aux sédentaires, aux intellectuels dont la plupart des maladies viennent du manque d'exercice, comme la goutte, la gravelle, l'atrophie des muscles, les affections du foie, du rein, l'apoplexie. Il ne faut pas oublier toutefois que l'exercice excessif peut produire des accidents graves surtout chez les congestionnés, les cardiaques, entraîner un grand affaiblissement chez les lymphatiques.

REPOS

Le repos complet n'est donné que par le sommeil pendant lequel toutes les fonctions en relations sont suspendues tandis que les fonctions de la vie organique se continuent. La durée du sommeil varie suivant l'âge. Le nourrisson dort presque tout le temps ; l'enfant entre trois et sept ans doit dormir douze heures ; l'adulte neuf ; le vieillard cinq à six. Il est préférable de se coucher sur le côté droit, afin d'éviter la compression par le foie de l'estomac et du cœur.

Si le sommeil vous fuit, gardez-vous de le ramener à l'aide de médicaments. Après un temps très court l'habitude les rendra inefficaces, le sommeil ne reviendra pas et ils n'en auront pas moins une action des plus nocives sur le cerveau.

TRAVAIL

Nous ne parlons pas du travail physique qui varie selon la force et l'entraînement de chacun, mais du travail intellectuel. Celui-ci peut être considérable, à condition de prendre des intervalles de repos. L'idéal serait de travailler deux heures et de s'arrêter pendant une demi-heure.

En procédant ainsi, le cerveau reposé conserve toute son activité et le travail reste facile.

ALIMENTATION

Le travail, l'exercice, la digestion et toutes les fonctions du corps, spontanées ou voulues, finiraient par user les organes si les pertes que ces fonctions entraînent n'étaient pas promptement réparées. Tel est le rôle de l'alimentation.

L'alimentation doit amener :

1° La reconstitution quotidienne des tissus organiques, des muscles en particulier ;

2° L'entretien de la température du corps et le renouvellement des matériaux de combustion usés par le travail musculaire et la respiration ;

3° Parer aux dépenses de la croissance et à la formation des os.

Pour refaire les tissus et les muscles, il faut des albuminoïdes dont l'élément essentiel est l'azote. Les viandes, les œufs, le fromage, sont de tous les aliments les plus riches en azote.

La température du corps doit être de 37° environ. Le pain, le sucre, les graines, les féculents, sont les matériaux les plus propres à fournir et à entretenir cette chaleur corporelle.

Le développement du corps et des os exige des phosphates que l'on trouve dans la cervelle, les poissons, les huîtres, les haricots, les lentilles, les pommes et les amandes ; du fer, dans les épinards, les fruits, les asperges, le vin, etc. ; enfin le sel qui est indispensable à la vie et qui se rencontre dans presque tous les aliments.

Si ces différents produits étaient rassemblés dans une seule matière, celle-ci pourrait être dénommée aliment complet. Malheureusement cet aliment idéal n'existe pas. Le lait est bien qualifié d'aliment complet parce qu'il constitue l'alimentation de l'enfance et que seul il permet de vivre sans prendre autre chose, mais il n'en est pas moins vrai que le régime lacté exclusif est affaiblissant. Le lait en effet ne renferme pas des quantités suffisantes d'hydrocarbure pour pouvoir fournir le calorique nécessaire au travail musculaire.

Force est donc, à défaut d'aliment complet, d'emprunter aux trois règnes de la nature les éléments indispensables à la vie.

Pain. — Le pain est le plus remarquable des aliments, puisque 1,500 grammes par jour suffisent complètement à la nourriture de l'adulte sans qu'il ait besoin d'autre chose. Le bon pain doit être de couleur jaune doré, la mie adhérente à la croûte ; de plus, un morceau de mie jetée dans l'eau doit s'imbiber jusqu'au centre. Le pain rassis n'est pas plus digestif ni plus nourrissant que le pain frais. Le pain bis renferme davantage de phosphates ; il ne doit pas sa couleur au son, mais à une matière brune qui se développe par la fermentation et qui s'appelle céréaline. Le pain dit complet ne vaut rien parce que les meilleurs blés renferment de la cellulose, autrement dit du bois, qui, si elle n'est pas complètement séparée par la mouture, rend le pain très indigeste. Le pain de gruau est très nourrissant parce qu'il est fait avec la meilleure farine ; son seul inconvénient est de constiper ; les pains de seigle et de son sont laxatifs.

Notre époque de chimie à outrance cherche à remplacer le pain par une quantité de produits, des biscottes, des breackfast, etc. Ces produits ne vaudront jamais le bon pain ordinaire qui, quoi qu'on en dise, est très digestif. Il faut donc réserver tous ces produits pour les malades et pour les nerveux.

Viande. — La viande est un véritable aliment de force. La bonne viande est ferme chez le bœuf, le mouton et le porc, a une odeur douce et fraîche, et rend du jus rouge par la pression ; dans le veau, l'agneau, le chevreau, la viande est molle et blanche. Les viandes fluides et celles dont la graisse est glaireuse doivent être rejetées.

La viande de cheval est plus rouge que celle du bœuf et ne présente pas le persillé caractéristique. La viande de cheval s'emploie beaucoup ; elle a une grande valeur nutritive ; malheureusement on ne livre à la consommation que des chevaux trop vieux ou épuisés.

La viande crue est plus digestive ; les glandes de l'estomac sécrètent pour la digestion un acide et de la pepsine ; la viande crue est digérée par l'acide seul, tandis que la viande cuite exige aussi l'action de la pepsine. Il est regrettable que la viande crue, à l'exception du mouton, puisse donner le tænia. Les viandes grillées, saignantes, sont digestives à condition que la cuisson soit faite rapidement, de façon à coaguler seulement l'albumine ; les viandes rôties sont moins bonnes, à cause de l'inégalité de leur cuisson. Les viandes bouillies perdent presque toute leur valeur nutritive ; c'est pour cela que le bouilli, pourtant si populaire, doit être absolument rejeté ; les fibres durcies et coagulées résistent à la digestion. Le bouillon d'ailleurs, que trop de personnes considèrent encore comme un excellent réconfortant, renferme à peine le centième des produits nutritifs de la viande.

Il peut sembler singulier que bouilli et bouillon à la fois ne valent rien et on peut se demander ce que sont devenus les principes nutritifs de la viande. Ils ont disparu par suite de l'ébullition prolongée qui a modifié la composition de la viande au point de lui enlever toutes ses qualités.

En résumé, pour faire un classement par ordre de digestibilité, il faut mettre en première ligne le veau, puis le bœuf, le mouton, et en dernier lieu le gibier qui est, il est vrai, très nourrissant, mais qui a l'inconvénient de se digérer difficilement et de donner de l'eczéma, du rhumatisme, des coliques néphrétiques, etc.

Volailles. — Le poulet, la dinde, l'oie, le canard, le pigeon, sont de bons aliments quand les animaux sont jeunes.

Poissons. — Le poisson aussi est un bon aliment à la condition d'être frais ; celui-ci se reconnaît aux yeux transparents, en saillie ; la chair est ferme, compacte, élastique, d'une couleur blanche ou rose, d'une odeur agréable.

Il est bon de rappeler ici la division faite par Bouchardat :

1º Poissons à chair blanche, d'une digestion facile : la sole, le merlan, le turbot, la truite, la perche, la grenouille ;

2º Poissons à chair plus dense, se digérant plus difficilement : le maquereau, le saumon, le thon, le brochet, la carpe, les anchois, le hareng, la sardine, le goujon ;

3º Poissons très gras, difficiles à digérer : l'anguille, le congre.

Crustacés. — Les langoustes, homards, écrevisses ont la chair dense et sont indigestes. Il est nécessaire de les faire cuire vivants et de les manger le jour même.

Coquillages. — Les moules sont indigestes et provoquent des accidents qui doivent en empêcher l'emploi. Les escargots sont nourrissants, bien qu'indigestes, à condition de les laisser jeûner quatre ou cinq jours avant de les consommer. Les huîtres sont un aliment de choix ; elles renferment de l'iode et de l'eau de mer, et associées au beurre elles constituent un aliment presque complet qui convient aux adolescents, aux malades et aux scrofuleux.

Œufs. — Les œufs sont très nourrissants ; un œuf ordinaire équivaut à 40 grammes de viande. Les œufs à peine cuits sont de digestion facile ; les œufs durs, par contre, sont très indigestes. On reconnaît les œufs anciens à ce qu'ils flottent dans l'eau légèrement salée au lieu de tomber au fond ; en les secouant on entend aussi un clapotement spécial, dû à la formation d'une petite poche d'air.

La coque de l'œuf étant poreuse, il ne faut pas les colorer avec une substance nuisible.

Légumes. — Les légumes se divisent en féculents et en herbacées.

Les féculents (fèves, pois, haricots, lentilles) sont très nourrissants ; ils renferment un peu plus d'azote et deux fois plus de carbone que la meilleure viande. Leur préparation est seulement défectueuse. Il faudrait d'abord les faire macérer dans un peu d'eau froide, enlever la coque de cellulose qui est très indigeste et les faire cuire dans très peu d'eau. Si on les fait cuire à grande eau et que l'on jette celle-ci, on se prive de la plus grande partie des sels et des matières assimilables. La pomme de terre n'est pas aussi nourrissante qu'on le suppose ; elle renferme une forte proportion d'eau et elle ne contient pas d'azote. Pour en avoir la ration suffisante, il faudrait en manger neuf livres par jour. Le riz est un excellent aliment. Il contient six fois plus d'azote que la pomme de terre et 75 % d'ydrocarbures ; il constitue donc un aliment presque complet, ce qui explique que les Japonais et les Chinois en font leur aliment presque exclusif. Il doit être cuit dans très peu d'eau ; celle-ci a d'ailleurs une valeur nutritive, et cela est prouvé par son action sur la diarrhée. L'orge est aussi un excellent aliment. Les carottes, les navets, les artichauts, la salade et les légumes verts sont peu nourrissants, mais ils ont l'avantage de varier le régime. Les champignons sont peu nourrissants ; il en faut 8 kilos pour remplacer 1 kilo de viande.

Fromages. — Le fromage est de tous les aliments le plus riche en azote. Les fromages blancs, le Brie, le Camembert, le Roquefort, sont très digestes. Les fromages durs, comme le Gruyère, le Pont-l'Évêque, le Port-Salut, le sont beaucoup moins et ne doivent pas être donnés aux personnes sujettes aux gaz. Les premiers ayant fermenté ne fermentent plus ; tandis que les fromages durs, une fois dans l'intestin, entrent en fermentation.

Fruits. — Les fruits renfermant des sels de chaux et de potasse constituent des aliments utiles ; ils doivent être pris avec modération, surtout en été. Certains fruits, comme les cerises, les fraises, les groseilles, renferment du fer ; d'autres, pommes, amandes, figues, sont riches en phosphates. Le raisin est un des meilleurs fruits et des plus nourrissants ; son jus renferme 2 % de matières azotées, 15 à 20 % de sucre et des substances minérales (phosphates, fer, manganèse).

Graisses. — Les graisses sont très indigestes, mais utiles, surtout en hiver, car elles fournissent la majeure partie de la chaleur dépensée dans l'économie. Le beurre, l'axonge, la crème se digèrent plus facilement que les huiles d'origine végétale comme l'huile d'olives ou de noix.

Sucre. — Le sucre est un excellent aliment.

160 grammes de sucre constituent une alimentation suffisante pour un adulte; son gros inconvénient est de provoquer la constipation.

La saccharine a un pouvoir sucrant bien plus considérable que le sucre, mais elle n'a pas sa valeur nutritive.

Le miel a les qualités du sucre et l'avantage d'être laxatif.

BOISSONS

Le rôle des boissons est de remplacer dans l'organisme l'eau qui est perdue par la transpiration et l'urine. Elles favorisent les actions chimiques de la digestion et mécaniquement elles aident au glissement des aliments.

Nul ne peut s'en passer, et la soif est une souffrance plus terrible que la faim.

Au premier rang des boissons se place l'eau, qui est un véritable aliment indispensable à la vie, comme nous l'avons démontré. (Voir *Eau.*)

On divise les boissons en :

1° Boissons aqueuses ;

2° Boissons alcooliques fermentées ;

3° Boissons distillées.

BOISSONS AQUEUSES

En dehors de l'eau, on en comprend deux sortes :

1° Les boissons aqueuses aromatiques ;

2° Les boissons aqueuses acides.

Dans les premières entrent le thé et le café. Le café est un excellent tonique et stimulant dont on peut user sans danger, à condition toutefois de ne pas en abuser.

Les Américains du Sud pourtant en consomment des quantités considérables sans en ressentir le moindre malaise. Il faut en rechercher la cause dans le climat, qui est très déprimant.

Le thé est aussi une excellente boisson, mais à la longue, et absorbé en grande quantité, il peut avoir une action sur le cœur par la théobromine qu'il renferme.

Les boissons acides, citronnade, orangeade, n'ont pas de valeur nutritive, leur seule propriété est de désaltérer.

BOISSONS ALCOOLIQUES FERMENTEES

Vin. — La question du vin est à l'heure actuelle très controversée. Sous prétexte d'alcoolisme, certains médecins défendent complètement le vin. C'est à notre avis une grave erreur. Le vin pris en quantité modérée est un excellent tonique et un stimulant indispensable aux personnes qui doivent dépenser une assez grande force musculaire.

D'ailleurs l'observation nous révèle que la Nature, en mère prévoyante, a fait naître pour chaque latitude les produits nécessaires à la vie. La Chine a le thé, l'Amérique le café ; sous l'Équateur les fruits rafraîchissants, bananes, noix de coco abondent. Si dans nos pays elle fait croître la vigne et mûrir le raisin, c'est que le vin est une boisson hygiénique et adaptée aux conditions de notre climat.

Il ne faut pas oublier qu'un litre de vin fournit presque la moitié de la chaleur nécessaire à l'économie pour une journée. Si le vin renferme de l'alcool dans une proportion qui va habituellement entre 8 et 10 %, ce qui fait 80 à 100 grammes par litre, cet alcool est particulier. Il est moins toxique que les alcools impurs de mélasse, de betteraves et de pommes de terre ; de plus, il existe dans le vin à l'état de combinaison spéciale et c'est ce qui fait que son action est moins nuisible qu'un mélange de cognac et d'eau au même degré alcoolique. Le tanin et l'acide tartrique contribuent aussi au pouvoir tonique du vin et ils lui donnent un réel pouvoir antiseptique ; c'est ce qui fait sa valeur dans le pansement des plaies. De plus ce tanin du vin est moins excitant pour l'estomac que les autres tanins.

Le vin renferme aussi du fer, du manganèse et des phosphates qui, associés à la glycérine, en font un excellent tonique du système nerveux.

Vu sa proportion en alcool, la quantité maxima doit être d'un litre par jour. A cette dose, et sous la condition absolue qu'il soit du vrai jus de raisin, non seulement il n'est pas nuisible, mais il est indispensable.

Le meilleur vin est le vin de Bordeaux, blanc ou rouge. Le vin de Bourgogne est plus indigeste, en raison de sa plus forte teneur en tanin. Le Champagne, grâce à son acide carbonique et à ses éthers, jouit d'une action stimulante incomparable. Dans la convalescence, pris avec de l'eau, il constitue un remontant parfait.

Bière. — La bière est moins excitante que le vin parce qu'elle renferme moins d'alcool ; de plus, le houblon possède des propriétés calmantes. La bière est de plus nutritive, en raison des sels d'orge qu'elle renferme.

La bière pure donne une mousse absolument blanche, incolore, fine ; elle ne doit pas avoir de saveur âcre.

La bière trop fraîche peut donner des crampes d'estomac et son usage exagéré produit des maladies de foie et des reins.

Cidre. — Le cidre est une boisson très rafraîchissante combattant la constipation.

Son seul inconvénient est d'être trop acide et par suite indigeste pour les estomacs délicats.

Le cidre, par son acidité, dissout facilement le cuivre et le plomb ; il ne faut donc jamais employer de robinets en cuivre ou en plomb, mais en bois.

BOISSONS ALCOOLIQUES DISTILLÉES

L'alcool et toutes les liqueurs rentrent dans cette catégorie. Leur valeur alimentaire est nulle, et autant le vin nous paraît nécessaire, autant l'usage de l'alcool sous toutes ses formes doit être défendu aux personnes soucieuses de leur santé. Les travailleurs principalement y croient puiser une vitalité nouvelle ; la surexcitation produite par l'alcool est absolument factice et passagère et fait place ensuite à une torpeur plus grande. L'alcool est un véritable poison, tout comme la morphine, et dont on ne peut plus se passer, une fois prise la funeste habitude d'en boire.

La lutte contre l'alcool est à l'ordre du jour, et il est à souhaiter que cette sorte de croisade nouvelle donne des résultats sérieux ; il s'agit de l'avenir de la race.

Dans l'alcool nous comprenons les apéritifs, dont le nom est une trouvaille (apéritif veut dire qui donne de l'appétit, et chacun sait qu'il suffit de boire avant les repas pour ne plus avoir faim ; c'est d'ailleurs le moyen employé pour empêcher les obèses de manger). L'apéritif n'a donc jamais été utile que pour ceux qui le vendent.

De même il ne faut pas croire, comme certains buveurs, que l'eau de Vichy a la propriété d'empêcher de s'alcooliser.

Les gens qui veulent boire ne manquent jamais d'invoquer les meilleures raisons : ce sont les affaires qui ne peuvent être traitées qu'au restaurant ou au café ; la crainte de désobliger, de paraître parcimonieux. Autant de futilités ! Dans un pays intelligent comme le nôtre, il n'est pas de bonne raison qui conduise à l'impotence ou au gâtisme. Qui se ressemble s'assemble. Si vous ne buvez pas, soyez sans crainte, personne ne songera à vous offrir à boire et les buveurs les plus intrépides, une fois votre réputation faite, chercheront d'autres partenaires.

L'alcoolisme ne sévit pas seulement dans la classe ouvrière où la « tournée légendaire » à chaque arrêt des travaux fait de nombreuses victimes. Les classes bourgeoises et riches n'en sont pas exemptes. Chez celles-ci l'alcoolisme s'insinue par le petit verre après chaque repas, qui est le plus souvent suivi d'un second et parfois d'un troisième.

Il n'est pas jusqu'aux femmes du monde qui s'alcoolisent inconsciemment. Au médecin qui oserait formuler un pareil diagnostic, nos jolies mondaines répondraient par des cris indignés ou des rires moqueurs. Et pourtant combien en est-il qui prennent des vins généreux pour se fortifier, un petit verre de liqueur pour faciliter la digestion, de l'alcoolat de mélisse ou de menthe pour calmer les nerfs, et l'alcoolisme vient, sinon avec tous ses ravages, du moins avec toutes ses menaces.

En un mot, si le vin pris avec modération ne fait que du bien, l'alcool, sous quelque forme que ce soit, est un poison d'autant plus redoutable qu'il flatte le goût et imprime à l'organisme une sorte de vigueur momentanée dans laquelle il ne faut pas voir, comme le prétendent les ouvriers et les paysans, un accroissement de forces, mais une surexcitation passagère bientôt suivie d'affaiblissement physique et moral.

Quant aux enfants au-dessous de 10 ans, leur donner de l'alcool et du café constitue un véritable crime ; le vin même devrait leur être proscrit.

Toutes ces indications d'hygiène peuvent se résumer en une courte phrase :

Si vous voulez vivre longtemps et sans infirmités, soyez propre, sobre, frugal, et marchez au moins deux heures par jour au grand air.

INDIGESTION

L'indigestion est un trouble subit et passager de la digestion, qui peut être produit par une trop grande absorption d'aliments, par un refroidissement ou par une contrariété. On ressent de la gêne et de la pesanteur de l'estomac, des gaz, des ballonnements du ventre, des douleurs de tête, une sensation de malaise et de l'oppression. Tout cela se termine habituellement par des vomissements ou de la diarrhée.

L'indigestion est simple quand elle se borne à de la lourdeur, quelques gaz, quelques nausées et lorsque les aliments ingérés sont conservés. Elle est incomplète lorsque les troubles sont limités à l'estomac ou à l'intestin. Elle est complète lorsqu'il y a vomissements et diarrhée. Parfois une indigestion amène des troubles graves : la défaillance, la syncope, des douleurs de tête très vives et un état de torpeur qui fait craindre la congestion cérébrale. Chez les enfants, l'indigestion peut amener des convulsions ; mais il faut reconnaître que c'est le cas le plus rare, et qu'habituellement l'indigestion n'offre pas de gravité.

Quand elle commence et qu'elle se borne à de la gêne au creux de l'estomac et à des renvois, il suffit de faire prendre une tasse d'infusion aromatique, tilleul ou feuilles d'oranger et un petit verre de liqueur ou d'eau de mélisse.

S'il survient des envies de vomir accompagnées d'efforts sans résultats, il faut provoquer l'expulsion des matières contenues dans l'estomac, par un vomitif ou simplement par de l'eau tiède.

Si les coliques surviennent et si la diarrhée s'établit, donnez des lavements à l'eau de guimauve et mettez des cataplasmes sur le ventre ; puis gardez la diète pendant quelques jours.

INJECTIONS

Les injections consistent à introduire des liquides au moyen d'un instrument, dans des cavités du corps, soit naturelles, soit accidentelles, ou dans l'intérieur des tissus (injections sous-cutanées ou hypodermiques). Ces dernières sont appelées communément piqûres.

Les injections se font au moyen d'une seringue en verre ou en métal, d'un bock, d'une poire ou d'un irrigateur.

Nous ne décrirons pas ces instruments que tout le monde connaît et qui sont représentés ci-après, mais nous indiquerons comment il faut s'en servir.

La seringue est d'abord lavée dans de l'eau boriquée ; puis le bec trempé dans le liquide à injecter,

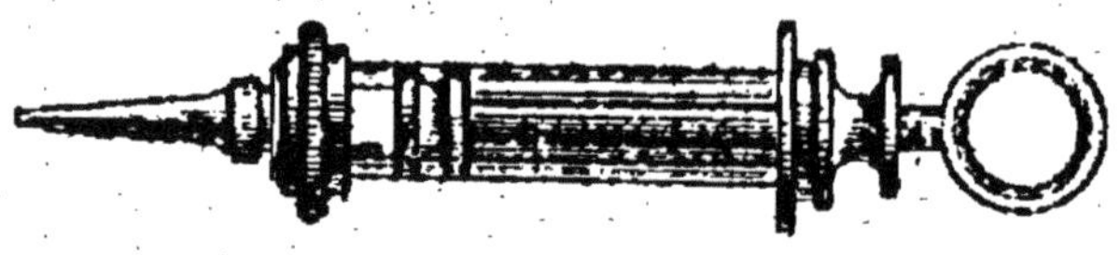

vous tirez le piston pour faire monter le liquide, par aspiration, dans le corps de pompe ; l'injection est ensuite expulsée par une pression imprimée sur le piston.

La poire est comprimée à vide, et le liquide dans lequel vous avez trempé la canule monte tout natu-

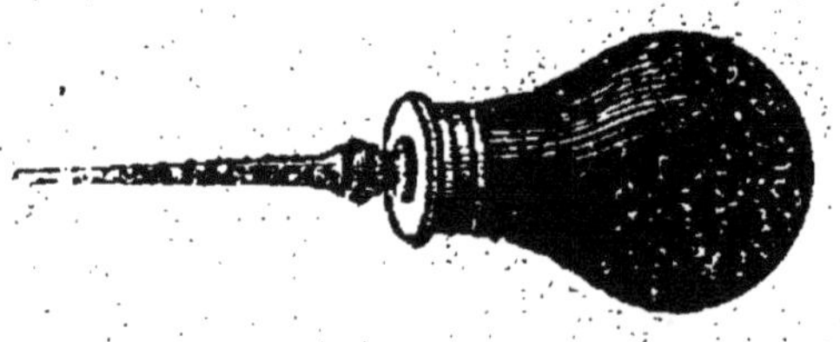

rellement dès que vous cessez la pression. Il suffit alors d'appuyer plus ou moins fortement sur la boule en caoutchouc pour projeter le liquide.

Pour l'emploi du bock, verser le liquide dans le réservoir et accrocher celui-ci à un point plus ou

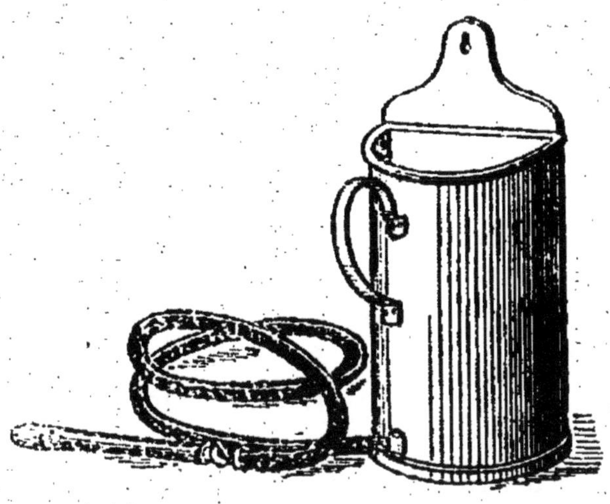

moins élevé, selon qu'il est utile d'obtenir plus ou moins de pression.

En ce qui concerne l'irrigateur, après avoir versé le

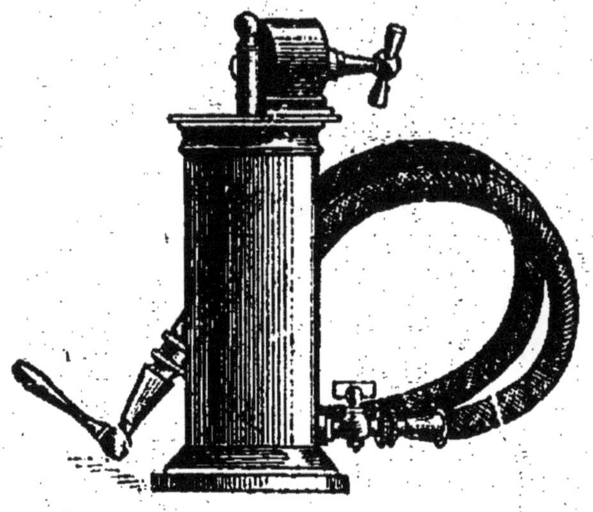

liquide dans le réservoir, on remonte le piston à l'aide de la clef et, lorsque le robinet est ouvert, le liquide s'écoule mécaniquement.

Une précaution indispensable dans l'emploi du bock ou de l'irrigateur est de faire couler un peu du liquide préparé avant de donner l'injection, car, s'il était resté un peu d'eau froide dans le réservoir ou les tuyaux, des désordres pourraient en résulter ; les injections doivent, en effet, se prendre presque toujours tièdes.

INJECTIONS NASALES

Elles peuvent être données au moyen d'un seringue en verre à bout rond. Le malade, placé face à la fenêtre, la tête rejetée en arrière, maintient une cuvette sous son menton.

Disposée à l'angle des fosses nasales, la seringue est dirigée d'avant en arrière par une pression douce. Il faut veiller à ne pas pousser l'appareil de bas en haut, de façon à éviter une douleur inutile.

Pour les injections nasales prolongées, le bock est pratique, à la condition qu'il soit placé à une hauteur moyenne.

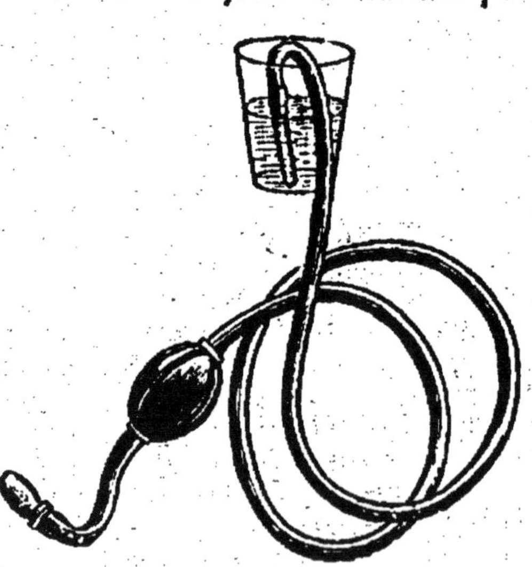

Si les injections nasales doivent être quotidiennes, l'emploi d'un appareil fort commode, appelé siphon de Weber, est tout indiqué.

Cet appareil se compose d'un tube en caoutchouc dont le milieu est renflé en forme de poire. L'une des extrémités porte la canule, l'autre est destinée à plonger dans le liquide. Ce tube forme un siphon qu'on amorce en pressant sur la boule, une fois le robinet fermé. L'air ayant été expulsé par le liquide, il ne reste plus qu'à ouvrir le robinet pour que le jaillissement s'opère naturellement.

Le vase contenant le liquide destiné à l'injection ne doit pas être placé à plus de 50 ou 60 centimètres au-dessus de la tête et l'introduction de la canule dans le nez doit se faire parallèlement à la cloison qui sépare les narines, dont l'une reçoit le liquide tandis que l'autre le rejette.

INJECTIONS BUCCALES

Le malade étant placé au plein jour d'une fenêtre, avec une serviette autour du cou et une cuvette sous le menton, on commence à lui faire l'injection très doucement, puis un peu plus fort, au moyen d'une seringue ou d'un irrigateur. Il est inutile d'introduire la canule dans la bouche, la tenir à deux ou trois centimètres en avant des lèvres est suffisant.

Chez les enfants, avant de faire usage du liquide prescrit, il est bon d'injecter de l'eau sucrée, afin de prévenir toute répugnance.

Dans le cas de maladies contagieuses : diphtérie, syphilis, etc., la personne qui donne l'injection doit éviter soigneusement les éclaboussures.

Si, malgré les précautions prises, elle recevait des gouttes de liquide en retour, il faudrait laver immédiatement les parties atteintes avec de l'eau boriquée.

INJECTIONS OCULAIRES

Les injections oculaires sont employées dans le traitement de l'ophtalmie purulente, qui est très fréquente chez les nouveau-nés. Si le médecin est éloigné, cette injection peut être faite avec un tube de verre recourbé dans lequel on aspire de l'eau chaude bouillie, et qu'on laisse ensuite tomber goutte à goutte entre les paupières. Un compte-gouttes peut servir pour cet usage. C'est une précaution qui devrait être toujours prise pour laver les yeux aux nouveau-nés. L'ophtalmie purulente pourra être ainsi évitée, et l'on sait que cette maladie peut amener la perte complète de l'œil.

INJECTIONS AURICULAIRES

Les injections dans les oreilles se font avec une seringue en verre à bout rond. Après avoir noué une serviette autour du cou, et la tête étant penchée du côté opposé à l'oreille malade, on introduit l'appareil dans le conduit auditif, sur une longueur d'un

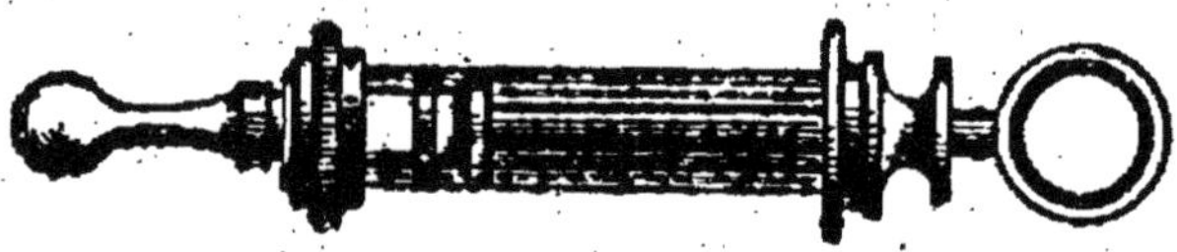

demi-centimètre environ, en dirigeant le bout vers la paroi supérieure de la cavité. Lorsque l'injection est terminée, le patient penche la tête du côté de l'oreille atteinte pour permettre aux dernières gouttes de liquide de sortir.

Ces injections peuvent être données au moyen d'un bock, mais à la condition que celui-ci, placé à 50 centimètres au plus au-dessus de l'oreille, ne fournisse qu'une légère pression.

L'emploi de l'irrigateur, en pareil cas, doit être réservé au médecin.

INJECTIONS
VÉSICALES ET VAGINALES

Notre but étant de populariser la manière de donner des soins pratiques, c'est-à-dire de mettre ce livre dans toutes les mains, même dans celles des jeunes filles, le chapitre concernant ces injections spéciales sera publié dans une édition complète.

INJECTIONS
SOUS-CUTANÉES OU PIQURES

Les injections sous-cutanées étaient réservées autrefois à l'emploi très spécialisé de la morphine, de la cocaïne, de l'éther, etc. Mais depuis la découverte des sérums elles sont entrées dans la pratique courante, et de nombreux médicaments, tels que le cacodylate de soude et l'arrhénal, sont administrés sous cette forme.

L'usage de pareils produits est généralement prolongé ; aussi le malade se voit-il obligé de faire lui-même ses piqûres ; d'où la nécessité pour nous d'indiquer aussi clairement que possible les moyens techniques qu'il faut employer.

Les injections sous-cutanées se font habituellement avec une seringue dite de Pravaz, composée d'un tube de verre et d'un piston terminé par un ajustage inférieur auquel est fixée l'aiguille, et un ajustage supérieur traversé par la tige du piston. Sur cette tige sont marqués les degrés qui permettent de connaître le volume du liquide injecté, et une virole mobile mesure la quantité qui doit être employée.

Cet appareil contient d'ordinaire un gramme de
liquide, et la tige du piston est graduée en vingt di-
visions, de manière que chaque division correspond
à une goutte. Mais en raison de la difficulté qu'on
éprouve à stériliser la seringue de Pravaz, nous lui

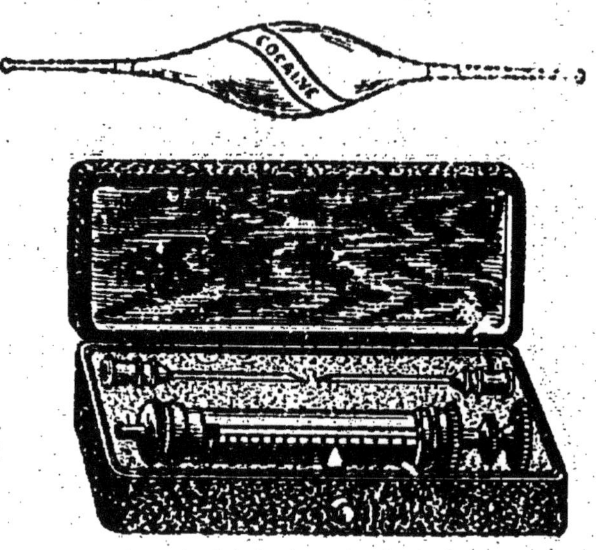

préférons, dans le cas d'injections cutanées ordinaires, celle de Luer, dont toutes les parties, y compris le piston, sont en verre.

La stérilisation d'une seringue s'obtient par
l'ébouillantage dans l'eau simple, et celle de l'aiguille
par le flambage sur une lampe à alcool. Cette stérilisation, toujours indispensable, a le défaut de détériorer les aiguilles en acier ; aussi l'emploi des aiguilles en platine iridié devient-il de plus en plus
fréquent.

L'appareil et l'aiguille étant stérilisés, on verse du
liquide à injecter dans un petit verre à liqueur préalablement aseptisé par ébullition dans l'eau boriquée ;

on plonge le bout de la seringue dans le verre et, en tirant le piston, le liquide se trouve aspiré dans le corps de pompe.

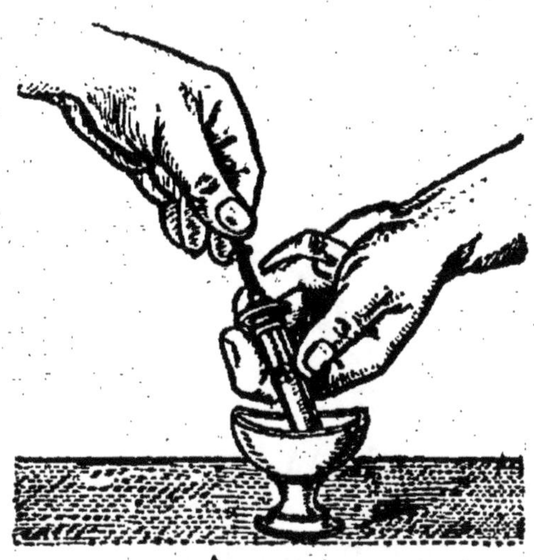

Pour chasser les quelques bulles d'air qui pénètrent toujours dans l'appareil, il faut tenir celui-ci

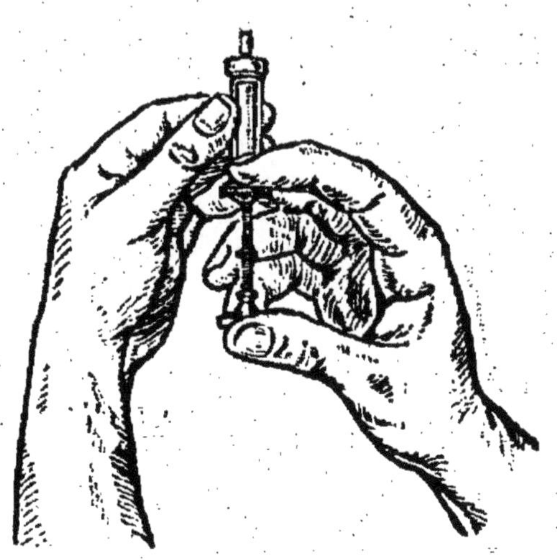

perpendiculairement, le piston en bas, et imprimer une légère pression.

L'injection se pratique en faisant à la peau, entre

le pouce et l'index, un gros pli, à la base duquel on enfonce l'aiguille d'un centimètre environ. Quand on

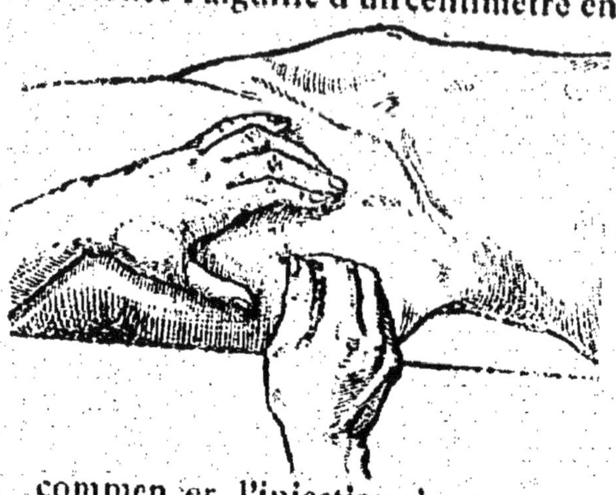

ne rencontre plus de résistance, c'est que le derme est traversé. Si le sang sortait par l'aiguille, il faudrait retirer celle-ci, la stériliser de nouveau, et recommencer l'injection à un autre endroit.

Une fois la seringue adaptée à l'aiguille, on actionne doucement le piston, et lorsque l'appareil est vidé, on retire l'aiguille obliquement et d'un seul coup rapide, tout en maintenant la peau entre le pouce et l'index, puis on recouvre la piqûre d'un peu de collodion.

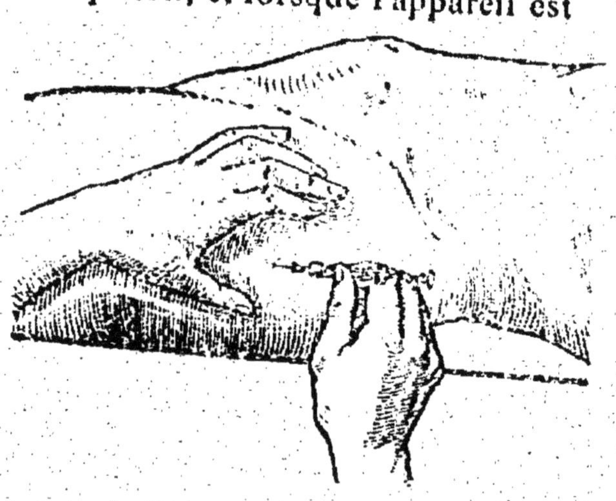

La seringue est ensuite lavée à l'eau bouillie, et, dans l'aiguille passée à la flamme, on introduit un fil d'argent.

NOTA. — Comme précautions préliminaires, avant de faire une injection, il faut se laver les mains à l'eau boriquée et laver aussi l'endroit où sera faite la piqûre avec de l'eau chaude, ou mieux avec de l'alcool ou de l'éther.

Si l'aiguille, insuffisamment enfoncée, est restée dans l'épaisseur du derme, le liquide pénètre très lentement et forme une plaque blanche assez semblable à une piqûre d'ortie. Dans ce cas l'opération est manquée ; il faut donc enfoncer de nouveau l'aiguille plus avant, jusqu'à ce qu'elle se meuve facilement entre la peau et la couche profonde.

Lorsque le liquide à injecter est renfermé dans une ampoule on brise l'extrémité de celle-ci au trait indiqué et, le tube étant cassé, on plonge l'aiguille dans le liquide. L'appareil s'emplit alors par l'aspiration due au mouvement du piston. L'aiguille ayant été retirée ensuite et flambée, on procède selon les indications données précédemment.

Quand il s'agit de liquides huileux ou irritants, l'aiguille

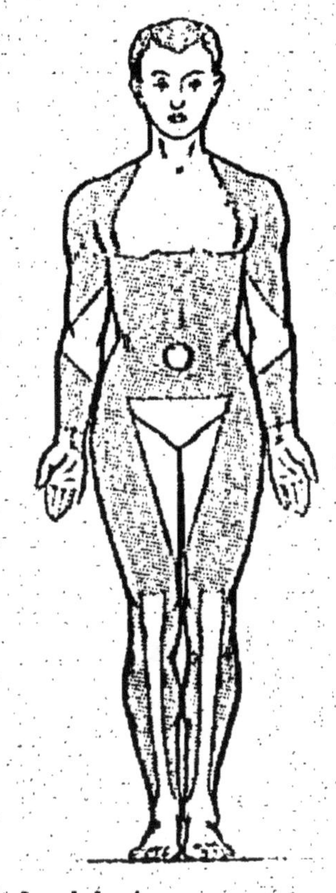

Les injections peuvent être faites dans les parties ombrées.

doit être enfoncée perpendiculairement à la peau et jusqu'à la garde.

L'injection mercurielle nécessite l'emploi d'une aiguille de 4 à 5 centimètres de longueur, car le liquide doit pénétrer en plein muscle ; il est prudent de confier cette opération au médecin.

Les injections sous-cutanées ne peuvent être faites en certains endroits du corps ; il faut éviter par exemple de les pratiquer, sauf indications spéciales, à la tête, au cou, aux seins, à la face interne des bras, aux mains, aux pieds, au bas-ventre et à la partie interne des cuisses. Les endroits désignés de préférence sont les flancs, les fesses, la partie externe des cuisses et les avant-bras.

ACCIDENTS

Les piqûres peuvent déterminer plusieurs sortes d'accidents que nous allons examiner :

Abcès. — Si les précautions antiseptiques nécessaires n'ont pas été prises, ou si le liquide injecté se résorbe difficilement, il se produit parfois un abcès ; mettre des compresses d'eau chaude en attendant la venue du médecin appelé sans retard.

Escarres. — Lorsqu'on fait trop superficiellement une piqûre d'éther ou de quelque solution irritante, il peut survenir une escarre, qui nécessite toujours l'intervention du médecin.

Douleurs. — Dans les injections ordinaires, celles de morphine, de cacodylate, etc., la douleur est presque nulle, mais les injections de quinine, de sels insolubles et de mercure, sont souvent très douloureuses ; il est donc imprudent de les pratiquer soi-même, et nous ne saurions trop recommander de s'adresser au médecin en pareil cas.

Rupture de l'aiguille. — Une aiguille se casse-t-elle dans le derme il faut tenter de la retirer avec une pince, mais si l'on ne pouvait y parvenir il faudrait solliciter l'aide du médecin, en prenant garde d'appuyer sur l'aiguille cassée, de crainte qu'elle ne disparaisse sous la peau.

Observation importante. — Les injections sous-cutanées de toute nature ne doivent être pratiquées que sur ordonnance du médecin, parce que les médicaments employés en pareil cas sont très actifs.

Les injections de morphine, en particulier, devraient toujours être faites par le médecin, pour obvier à la funeste habitude que prennent les malades de s'intoxiquer eux-mêmes. Il est bien certain, en effet, que si l'homme de science était seul à détenir la seringue et la solution du terrible médicament, il n'y aurait pas de morphinomanes.

LAVAGES

Lavage de la bouche. — Prendre une certaine quantité de liquide dans la bouche en gonflant les joues et faire passer le liquide avec la langue dans tous les recoins de la cavité buccale. On emploie aussi un irrigateur ou un bock. (Voir *Injections buccales.*)

Lavage de l'estomac. — Ce lavage se fait au moyen d'un tube en caoutchouc long d'*un* mètre environ auquel on adapte un récipient formant entonnoir. Cet appareil s'appelle tube de Faucher ou de Debove. (Voir figure.)

Le lavage de l'estomac peut être urgent, dans les cas d'empoisonnement par exemple; on le pratique de la manière suivante :

Le malade étant assis, avec une serviette autour du cou et la tête penchée en avant, l'opérateur placé en face de lui tient le tube de la main droite à la façon 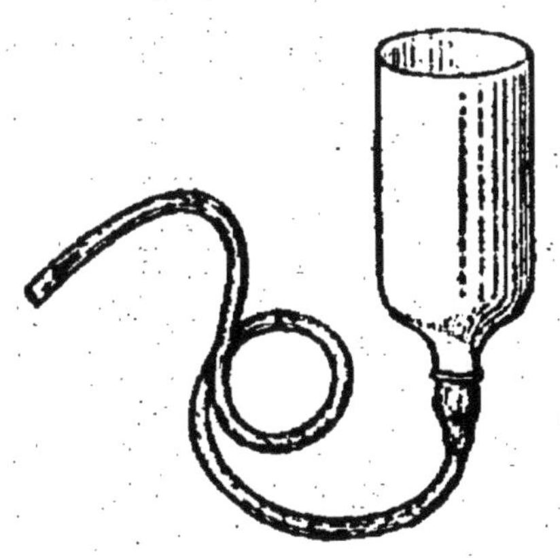 d'un porte-plume, puis, ayant ordonné au patient d'ouvrir la bouche, il appuie l'index gauche sur la langue et pousse le tube le long de l'index jusqu'au pharynx. A ce moment, bien que le malade éprouve des nausées, on lui recommande d'avaler et on introduit le tube jusqu'à la marque 5o. Ceci fait, on verse dans l'entonnoir un demi-litre d'eau, et quand le récipient est presque vidé, on l'abaisse rapidement au-dessous du niveau de l'estomac. Le liquide reflue alors dans l'entonnoir avec les matières qui étaient contenues dans la poche stomacale. Il arrive que le malade fasse des efforts pour vomir et rejette le liquide avec force.

L'entonnoir étant vidé, on recommence les ingestions d'eau jusqu'à ce qu'on ait fait passer dans l'estomac 4 ou 5 litres du liquide, qui doit avoir la température de la chambre.

Le malade peut opérer lui-même ce lavage, mais dans ce cas la manière de procéder diffère un peu de la précédente.

Après avoir introduit le tube dans le pharynx on fait des mouvements de déglutition. Dès que le tube est avalé jusqu'au degré 5o, le liquide est versé dans l'entonnoir et la suite de l'opération se fait comme il a été dit précédemment.

La contraction nerveuse du pharynx empêche souvent l'introduction du tube; cet inconvénient peut être prévenu en badigeonnant la gorge avec une solution de cocaïne ou en se gargarisant, une demi-heure avant le lavage, avec 15 grammes de bromure de potassium dissous dans 200 grammes d'eau.

Lavage de l'intestin. (Voir *Lavements*.)

Lavage du nombril. — Ce lavage, qui se fait avec de l'eau tiède, s'impose journellement, surtout chez les enfants dont la peau est très fine, car des débris de laine ou d'autres matières pourraient, en s'y amassant, produire une inflammation.

Lavage des oreilles. — Les oreilles sont des organes assez difficiles à laver; le meilleur moyen consiste à passer sur le pavillon et dans l'intérieur du tube auditif un peu de coton hydrophile imbibé d'eau tiède.

Lavage des yeux. — Les yeux sont extrêmement sensibles et doivent faire l'objet de beaucoup de soins. Pour les laver, il est bon d'employer du coton hydrophile trempé dans de l'eau tiède et qu'on laisse appliqué pendant quelques instants comme une petite compresse. Essuyer ensuite avec du coton hydrophile sec.

Quand il s'agit de laver l'œil à l'intérieur, le malade s'assied, la tête rejetée en arrière, et l'opérateur, ayant écarté les paupières avec le pouce et l'index gauches, fait couler du liquide dans le coin de l'œil au moyen de coton hydrophile imbibé.

LAVEMENTS

Les lavements se donnent avec l'irrigateur, le bock, la seringue ou la poire. (Voir la description de ces appareils à l'article *Injections.*)

Il faut les prendre une demi-heure avant les repas ou trois heures après. Le liquide ayant été versé dans l'appareil, on introduit la canule préalablement enduite d'un corps gras (vaseline ou huile).

L'introduction de la canule nécessite quelques précautions à cause de la conformation du rectum qui n'est pas un tube droit comme on pourrait le croire, mais dont la courbure est assez prononcée à l'anus. La canule doit être dirigée d'abord sur une longueur de 2 ou 3 centimètres, suivant une ligne allant de l'anus au nombril, puis il faut la relever presque parallèlement au ventre. (Voir figure.)

Il est indispensable de procéder ainsi, car en poussant droit l'intestin pourrait être blessé par un heurt.

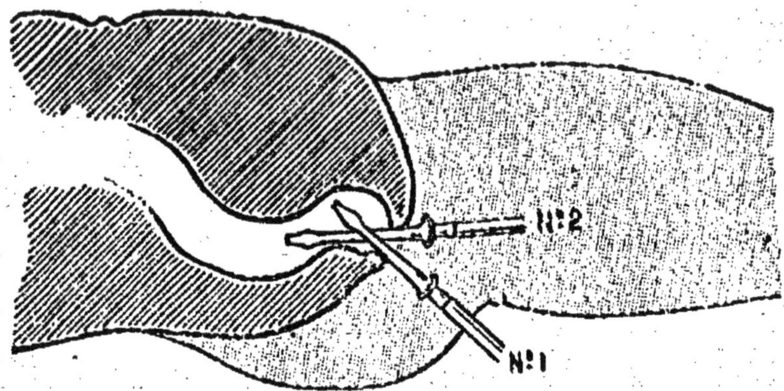

Pour recevoir un lavement, un malade couché doit se placer au bord du lit, sur le côté droit et avoir le bassin surélevé par un oreiller que préservent plusieurs serviettes. La canule est alors introduite comme il a été indiqué.

Les canules en os et en ivoire ne devraient plus être employées comme étant trop dures et pouvant blesser; nous conseillons de les remplacer par des canules souples en caoutchouc.

La température d'un lavement ordinaire ne doit pas excéder 34 ou 35 degrés.

Nous avons déjà recommandé de faire couler un peu de liquide dans les appareils avant d'administrer le lavement, parce que l'eau froide qui aurait pu séjourner dans le tuyau provoquerait des douleurs violentes en arrivant dans l'intestin.

Enfin, si l'on veut obtenir un simple effet laxatif, les lavements d'un demi-litre sont très suffisants.

Lavement d'amidon. — Mesurer un demi-litre d'eau, en retrancher un verre à bordeaux qui sert à délayer 15 grammes d'amidon, porter le reste du liquide à l'ébullition en y ajoutant petit à petit le mélange et en agitant.

Lavement à l'antipyrine. — Faire dissoudre 2 grammes d'antipyrine dans un verre à bordeaux d'eau tiède. Pour obtenir un résultat très actif, prendre d'abord un grand lavement que l'on rend de suite.

Lavement de camomille. — Se prépare comme le lavement émollient. (Voir plus loin.)

Lavements chez les enfants. — Adapter une canule en caoutchouc à une poire et l'introduire, comme chez l'adulte, d'un centimètre en avant, puis doucement en arrière. (Voir figure.)

Le volume du médicament doit être de :

60 grammes pour les enfants au-dessous d'un an;
120 — — de 2 à 5 ans;
250 — — de 5 à 10 ans.

Lavement à la glycérine. — Prendre un lavement avec un demi-litre d'eau tiède ; celui-ci étant expulsé, en prendre un second avec un verre d'eau chaude dans lequel on a versé 2 à 3 cuillerées de glycérine et le garder aussi longtemps que possible.

Cette façon de procéder est la seule qui produise un effet certain; en mettant la glycérine dans un demi-litre d'eau, le médicament est presque toujours inefficace.

Lavement de chloral. — Ce médicament est presque toujours préparé par le pharmacien. Si, d'après l'ordre du médecin, l'usage doit en être continué un certain temps, on demande une solution de chloral dans laquelle on délaie chaque fois une partie dans un jaune d'œuf en y ajoutant peu à peu l'eau nécessaire.

Certains produits pharmaceutiques, tels que l'arsenic, s'administrent quelquefois par la voie rectale. Leur dosage devant être rigoureux, il faut les administrer au moyen d'une seringue qui contient exactement le volume du médicament ordonné.

Lavement émollient. — Faire infuser pendant dix minutes 30 grammes d'espèces émollientes dans un demi-litre d'eau.

Lavement à la graine de lin. — Faire bouillir 30 grammes de graines de lin dans un demi-litre d'eau pendant dix minutes.

Lavement de guimauve. — Faire bouillir 15 grammes de racines de guimauve dans un demi-litre d'eau pendant une demi-heure.

Lavement d'huile. — Le moyen que nous préconisons consiste à délayer l'huile dans un jaune d'œuf et à y ajouter l'eau tiédie nécessaire en agitant continuellement. Ce médicament peut être donné avec une seringue en métal.

Si pareils soins sont ordonnés pour une longue durée, il est pratique de faire adapter au tube en caoutchouc de l'irrigateur un réservoir en étain dans lequel on met l'huile par une ouverture ménagée à cet effet. Mettre ensuite de l'eau dans l'irrigateur comme s'il s'agissait de prendre un lavement ordinaire; de cette façon l'eau chasse l'huile, qui est précipitée dans l'intestin.

Lavement d'huile de ricin. — Dans un jaune d'œuf, qui suffit pour deux cuillerées de médicament, délayer l'huile de ricin et ajouter petit à petit l'eau nécessaire afin de former une émulsion.

Lavement au miel. — Ce médicament se compose d'un demi-litre d'eau tiède dans lequel on a fait dissoudre 100 grammes de miel.

Lavements nutritifs. — En cas de vomissements répétés, ou lorsque l'estomac ne fonctionne plus, le malade est nourri par des lavements. Les médicaments nutritifs les plus fréquemment employés sont à base de lait, de jaunes d'œufs ou de peptone.

La dose ordinaire est de deux jaunes d'œufs dans un quart de litre de lait ou deux cuillerées à dessert de peptone sèche dans la même quantité de lait.

Il est important de ne pas dépasser le volume de 300 centimètres cubes, car le lavement n'agit que si l'intestin le garde, et s'il y avait trop de liquide il serait expulsé.

Lavement au laudanum. — Dans un verre à bordeaux d'eau chaude, mélanger 10 à 20 gouttes de laudanum, selon la prescription du médecin. Comme pour l'emploi de la glycérine, il faut prendre d'abord un grand lavement ordinaire.

Lavement de pavot. — Casser en petits morceaux une tête de pavot pour en extraire les semences et faire bouillir dans un demi-litre d'eau pendant une demi-heure. Ce médicament est un excellent calmant, mais il faut avoir soin de doser graduellement le pavot : j'ai vu une personne dormir trente heures après avoir pris un lavement de ce somnifère.

Lavement purgatif. — Sur 15 grammes de follicules de séné, verser 500 grammes d'eau bouillante, laisser infuser une demi-heure et ajouter ensuite 15 grammes de sulfate de soude.

Lavement salé. — Ce lavement se compose tout simplement d'un demi-litre d'eau dans lequel on a fait fondre une cuillerée de sel.

Lavement de savon. — Faire dissoudre 8 gr. de savon dans un demi-litre d'eau.

Lavement de son. — Faire bouillir 60 gr. de son dans un litre d'eau jusqu'à réduction du liquide a un demi-litre.

Lavement de tabac. — Faire infuser pendant une demi-heure 2 grammes de tabac dans un demi-litre d'eau bouillante. On emploie ce médicament contre les vers.

NOTA. — Toutes les fois qu'un lavement est ordonné dans le but d'obtenir un effet calmant, il faut d'abord prendre un grand lavement ordinaire qui nettoie l'intestin, puis le lavement médicamenteux réduit au volume d'un verre à bordeaux.

Pour garder le médicament, de préférence il faut se servir d'une poire ou d'un bock surélevé de 40 centimètres seulement; l'irrigateur, dont le jet est intense, a l'inconvénient de provoquer des contractions intestinales.

LAVAGES D'INTESTINS
OU ENTÉROCLYSME

Ce lavage s'opère au moyen d'une canule en caoutchouc rouge de 20 à 30 centimètres environ, percée d'un seul orifice. Après avoir enduit la canule de vaseline, on la fait pénétrer de toute sa longueur dans l'intestin, d'après les indications que nous avons fournies précédemment et en lui imprimant un mouvement rotatoire. Si la canule touchait à l'intestin, inverser le mouvement de rotation (2 à 3 tours) et continuer l'introduction. Celle-ci terminée, adapter la canule au tube d'un bock surélevé de 60 centimètres environ.

Pour que le lavage de l'intestin soit fait dans de bonnes conditions, le malade doit être couché sur le côté droit et, lorsque le récipient est presque vide, se tourner du côté gauche, de façon à amener le liquide dans le côlon transverse. Le médicament doit être immédiatement expulsé. Il se compose habituellement d'eau boriquée à 10 % d'eau additionnée d'une cuillerée à café de borax pour un litre de liquide ou d'une cuillerée de bicarbonate de soude, selon la formule du médecin.

LAVAGE DE L'INTESTIN
CHEZ L'ENFANT

Dans les cas d'entérite ou de diarrhée infantile, le lavage de l'intestin est très efficace. Nous conseillons de le faire au moyen d'une poire à laquelle on a adapté

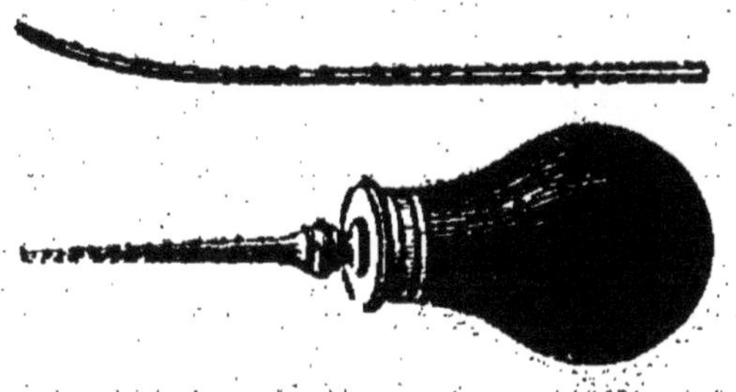

une canule en caoutchouc et une sonde vésicale en caoutchouc rouge et souple. L'enfant étant couché sur le ventre, l'introduction de la sonde enduite de vaseline se fait comme chez les adultes. Les mamans n'ont pas à craindre de blesser l'enfant avec cette sonde, sa flexibilité la rend inoffensive.

La pression sur la poire doit être lente et continue pour éviter la rentrée de l'air et il est prudent, nous le rappelons, de faire couler un peu de liquide avant d'opérer le lavage.

Chaque fois qu'on a fait usage d'une canule, il faut la passer à l'eau boriquée tiède et l'enfermer dans un récipient de verre; on peut aussi l'envelopper dans un linge bien propre.

Nous conseillons vivement aux mères de famille de mettre sous clé les canules à injections ou à lavements, parce que ces instruments sont d'excellents véhicules des maladies infectieuses.

LINIMENTS

Les liniments sont, pour la plupart, préparés par le pharmacien.

Ils s'emploient en onctions et frictions, à chaud ou à froid ; il faut donc s'en référer aux indications précises du médecin pour s'en servir.

Par onctions. — Appliquer le liniment avec le doigt, un pinceau ou un morceau de flanelle, puis frotter tout doucement.

Par frictions. — Mettre du liniment sur un linge et frotter assez vigoureusement.

Les liniments alcooliques, qui sont de nature inflammable (Baume de Fioravanti, Eau de lavande, etc.), doivent être employés loin de toute lumière.

Le liniment oléo-calcaire est un médicament dont il est particulièrement fait usage pour les brûlures. L'appliquer avec du coton hydrophile et en quantité suffisante pour que le coton n'adhère pas à la plaie.

LIQUEURS

Ces solutions s'administrent presque toujours par gouttes. Après avoir compté dans un verre les gouttes prescrites, au moyen du compte-gouttes, selon les indications que nous avons données déjà, ajouter l'eau ou le liquide spécial nécessaire. Cette manière de procéder permet de recommencer l'opération, si l'on s'est trompé dans le calcul des gouttes.

Liqueur de Fowler. — Sauf indication du médecin, ne prendre au maximum que 20 gouttes par jour de cette solution d'acide arsénieux.

Liqueur d'Hoffmann. — Ce mélange d'alcool et d'éther se prend à doses différentes, depuis 10 gouttes jusqu'à 40 en vingt-quatre heures.

Liqueur de Pearson. — La dose maximum de cette solution d'arséniate de soude ne doit pas dépasser 40 gouttes par jour, à moins d'ordonnance spéciale.

Liqueur de Van Swieten. — Se prend intérieurement à la dose d'une ou deux cuillerées à soupe par jour, et s'emploie à l'extérieur par le pansement des plaies.

LOTIONS

Les lotions sont des dilutions médicamenteuses employées pour les soins de certaines parties du corps, soit en lavages, soit en compresses.

Lotion alcaline. — Faire dissoudre 50 grammes de carbonate de soude dans un litre d'eau.

Lotion au borax. — Dans un litre d'eau chaude faire fondre 60 grammes de borax.

Lotion savonneuse. — Faire dissoudre à chaud 60 grammes de savon de Marseille dans un litre d'eau.

Lotion de vinaigre. — Mélanger un quart de litre de vinaigre dans un litre d'eau froide.

LOTIONS FROIDES

Les lotions froides consistent en frictions sur diverses parties du corps avec une éponge trempée dans de l'eau froide.

Elles sont très employées dans la fièvre typhoïde où elles remplacent les bains froids.

Le malade étant couché, on passe d'abord, sur les bras et les jambes, l'éponge trempée dans l'eau froide. Pour le ventre, on passe une serviette-éponge sous le malade, on passe rapidement l'éponge et on sèche immédiatement. Le malade se couche ensuite sur le ventre, et la même opération est faite dans le dos.

Le malade ressent une angoisse et frissonne, mais il n'y a pas lieu de s'inquiéter ; habituellement il s'endort et la température descend de 1 à 2°.

L'avantage de ces lotions est qu'elles peuvent être renouvelées plusieurs fois dans la journée et, faites rapidement, elles n'offrent aucun danger. On peut les faire chaque fois que la température s'élève au-dessus de 38°5. L'eau peut être additionnée de *vinaigre* et la dose est un verre de vinaigre par litre d'eau, *d'alcool camphré* ou de *lavande* (la dose est la même).

Pour les personnes qui peuvent se lever, la lotion froide sera remplacée par l'ablution, qui est plus rapidement faite. (Voir ce mot.)

LUXATION

On appelle ainsi le déplacement des os d'une articulation, et communément on dit d'un tel accident que le membre est démis ou que l'os est déboîté.

Les luxations les plus fréquentes sont celles de la hanche, de l'épaule, du coude, de la mâchoire et du pouce.

En cas de luxation, la douleur très vive qu'on éprouve se calme dès qu'on cesse tout mouvement, mais on ne peut plus faire usage du membre et bientôt il se produit une enflure.

Comme il est très facile de confondre une luxation avec une fracture, le médecin doit être appelé de suite, et, en attendant son arrivée, il faut appliquer simplement des compresses froides et immobiliser le membre. Cette dernière précaution est de la plus haute importance; en effet, on a vu des luxations devenir irréductibles parce qu'elles avaient été touchées.

MAILLOTS HUMIDES

Ces maillots ont été mis en honneur par l'abbé Kneipp. On peut les faire avec de l'eau chaude, froide ou tiède de la façon suivante :

Vous entourez la partie malade d'un linge mouillé et tordu pour ne pas laisser l'eau en trop grande abondance ; vous recouvrez d'un autre linge sec et d'une bande de laine ou de flanelle.

Une telle application peut être faite partout : tête, thorax, jambes, etc. La durée n'en doit pas dépasser une heure.

Le linge servant à préparer ces maillots doit avoir la double propriété d'être léger et d'absorber facilement l'eau. Le plus simple et le plus économique est de se servir de la toile à cataplasme que vous ferez bouillir dans l'eau pour lui enlever l'amidon qui la rend raide ; vous aurez ainsi un tissu parfait.

Cette mousseline est bien préférable au coton hydrophile qui est très lourd lorsqu'il est imprégné d'eau.

MASSAGE

Bien que le massage soit entré dans la pratique courante, il ne doit jamais être fait sans avis préalable du médecin.

Pour masser utilement un membre, il est nécessaire que celui-ci soit au repos complet, à l'abandon total. S'agit-il de masser un bras, par exemple ? Le malade étant assis, on s'assied à côté de lui et il pose sa main sur votre genou.

Lorsqu'il y a lieu de masser les jambes, le malade reste au lit ou prend place sur une chaise-longue.

Du talc mis sur les parties à masser permet à la main de glisser sans à-coups, et de la vaseline étendue sur les parties douloureuses remplit le même objet.

Il existe quatre procédés de massage bien différents : l'effleurage, la friction, le pétrissage et le tapotement.

L'effleurage. — Celui-ci consiste à passer légèrement la main entière ou l'extrémité des doigts à la surface du membre, en dirigeant le mouvement de bas en haut et sans raideur.

L'effleurage doit toujours s'étendre au-delà des limites du mal : pour le pied, par exemple, on ira jusqu'au genou, pour la main, jusqu'au coude et de telle manière que le patient ne ressente aucune douleur.

La friction. — C'est une pression exercée avec l'extrémité d'un pouce ou avec les deux pouces à la fois, en se dirigeant de bas en haut. Imprimer au pouce un mouvement giratoire est un excellent moyen de masser les articulations.

Le pétrissage. — Le pétrissage regarde particulièrement les muscles. On saisit la partie musculaire entre le pouce et l'index et on la roule en la comprimant fortement.

Le tapotement. — Le mot dit la chose. C'est frapper à petits coups répétés avec les doigts ou le bord externe de la main, en laissant au poignet toute la souplesse possible.

Le massage des fractures compliquées, de l'hydarthrose, de l'estomac, du ventre, etc., nécessite l'intervention d'un masseur compétent.

Dans le massage de l'abdomen, employé fréquemment et très utilement contre la constipation, nous recommandons l'usage d'un sac rempli de son (un ou deux kilogs suffisent), que l'on fait rouler de haut en bas puis en travers ; cette manœuvre réussit souvent à guérir la constipation.

ORGELET

C'est un petit furoncle de la paupière appelé ainsi parce qu'il a la forme d'un grain d'orge.

Pour le guérir, on met des cataplasmes de fécule ou des compresses d'eau de guimauve ; quand il est percé, des compresses d'eau boriquée.

Il n'est pas rare d'avoir une série d'orgelets, On peut les éviter en se lavant les yeux matin et soir avec de la liqueur de Van Swieten *sans alcool*.

Il est indispensable de bien spécifier sans alcool, car la liqueur de Van Swieten du Codex en renferme toujours, et peut produire un effet pernicieux sur les yeux.

PALPITATIONS

Les palpitations proviennent généralement de troubles digestifs ou nerveux.

Pour les calmer, il faut imposer un repos absolu, mettre sur la région cardiaque des compresses imbibées d'eau froide et faire absorber une infusion de feuilles d'oranger additionnée d'éther ou d'eau de mélisse.

PLAIES ET PANSEMENTS

Les plaies ont une tendance naturelle à se cicatriser d'elles-mêmes. Le seul obstacle sérieux est l'infection. Celle-ci peut être produite par les mains sales ou par l'emploi d'objets de pansements non stérilisés. Un bon pansement doit donc être *propre*; de plus, il est nécessaire qu'il soit *absorbant* pour prévenir tout saignement de la plaie; *isolant*, pour préserver du contact de l'air, véhicule de nombreux microbes; *protecteur*, pour prévenir les chocs qui feraient souffrir le blessé.

Le meilleur moyen de remplir ces conditions c'est de faire emploi du coton hydrophile, de la gaze ou de bandes.

Le coton ou ouate hydrophile n'est autre chose que du coton ordinaire lavé dans une solution très diluée de soude, décoloré par le chlorure de chaux, passé ensuite dans un bain de savon faible, neutralisé avec des solutions acides à petite dose et lavé à grande eau.

Préparé ainsi il doit être blanc, inodore et neutre. On le reconnaît à ce qu'il tombe au fond de l'eau et absorbe très facilement les liquides, ce qui n'est pas le cas du coton ordinaire.

Avec ce coton spécial on prépare des pansements médicamenteux par l'addition de produits antiseptiques, tels que le salol, l'acide phénique, l'iodoforme, etc.

Le coton hydrophile doit être conservé dans un linge très fin, à l'abri des poussières, dès que le paquet a été ouvert.

La gaze est un tissu de coton à grandes mailles ; la plus recommandable est celle qui compte 15 fils sur 15 par centimètre carré.

Ce tissu remplit le même office que le coton médicamenteux, en prenant soin de l'appliquer toujours sur sa face pelucheuse.

Dans l'emploi des linges, il faut préférer ceux de toile à tous autres, à la condition toutefois que cette toile soit à demi usée.

Pour en faire des compresses, replier le morceau de linge plusieurs fois sur lui-même et le coudre en double, sans ourlet.

Les compresses les plus économiques se préparent avec de la toile à cataplasmes préalablement bouillie dans l'eau, afin d'enlever l'apprêt d'amidon qui lui donne de la raideur, et lavée ensuite à grande eau. On obtient ainsi un tissu très souple, excellent pour l'usage indiqué.

Les bandes se font avec de la toile, de la gaze ou de la tarlatane ; leurs extrémités portent le nom de *chefs* ; l'une est le chef initial, l'autre le chef terminal.

Pour rouler une bande, on replie trois ou quatre fois sur lui-même un des chefs ; on saisit de chaque

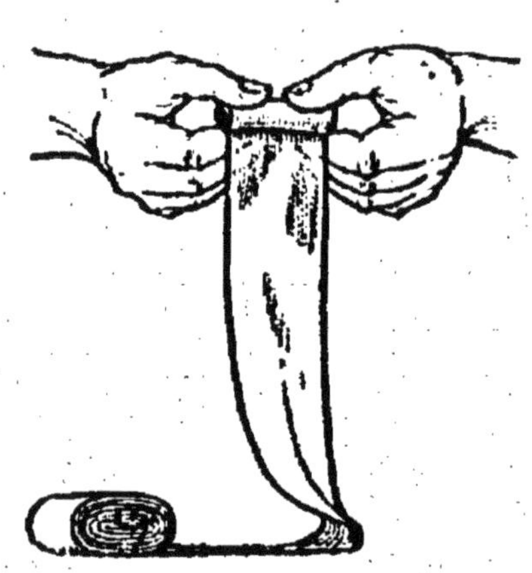

côté, entre le pouce et l'index, le petit cylindre ainsi obtenu ; on continue l'enroulement d'une façon régulière et en serrant suffisamment le tissu pour qu'il ne se déroule pas au premier effort. Pour les bandes de gaze ou de crêpe Velpeau, le procédé d'enroulement est le même.

Le taffetas gommé, le taffetas chiffon, la gutta-percha laminée, le mackintosch, sont des produits trop connus pour qu'il soit besoin de les décrire ; ils servent dans les pansements humides, pour empêcher ceux-ci de sécher trop vite. Avant d'en faire usage, il est utile de les laver avec un morceau de coton hydrophile trempé dans de l'eau boriquée.

PANSEMENT D'UNE PLAIE

Nous ne nous occuperons ici que des plaies légères pour lesquelles l'intervention du médecin n'est pas nécessaire.

En matière de pansement, il est une condition absolue : tout doit être d'une propreté rigoureuse. L'opérateur doit se laver les mains au savon, et, à deux reprises différentes, se nettoyer les ongles ; se tremper ensuite les mains dans de l'eau boriquée, les laisser sécher sans les essuyer et veiller à ce que les moindres objets employés soient bien propres.

Le nettoyage de la plaie doit être fait non à grande eau, mais avec du coton hydrophile trempé dans de l'eau qui a bouilli pendant une demi-heure au moins; en pressant légèrement sur le coton imbibé, on obtient un filet de liquide que l'on fait couler à son gré sur telle ou telle partie de la plaie. Celle-ci ayant été débarrassée du sang et des débris qui l'entourent est séchée doucement, puis recouverte de coton et de gaze stérilisée maintenus par une bande.

Au cas où l'on n'aurait pas d'eau bouillie à sa disposition, mieux vaudrait ne pas nettoyer la plaie, la protéger simplement par de la gaze, du coton et une bande, ou, à défaut de ces éléments, par un mouchoir très propre retenu à l'aide d'une cravate, d'une ficelle ou de tout autre lien.

Lorsque la plaie est recouverte de sang caillé, il ne faut pas enlever le caillot, afin d'éviter une nouvelle hémorragie.

Les précautions que nous venons d'indiquer ont pour but non seulement de préserver la plaie des microbes de l'air, mais encore de prévenir le tétanos, terrible et fréquente complication contre laquelle chacun devrait se prémunir en ayant du sérum anti-tétanique pulvérisé.

Une fois la plaie séchée, on la recouvre complètement de ce sérum, puis d'une couche de coton et d'une bande.

Nous faisons observer qu'il n'est pas rare de voir le tétanos se déclarer à la suite d'une petite écorchure, d'une légère plaie au genou, par exemple; aussi les précautions que nous indiquons sont-elles bonnes à prendre, d'autant plus que le sérum antitétanique ne présente aucun danger.

Dans le cas où la plaie est peu profonde, il faut en essuyer le tour avec du coton hydrophile, puis essayer de réunir les lèvres avec des bandelettes de diachylon en les fixant sur chacun des bords ramenés le plus possible l'un vers l'autre et de telle sorte qu'ils puissent se souder.

S'il n'y a pas suppuration, ne toucher au pansement qu'après cinq ou six jours ; la cicatrisation se fait souvent par première intention.

Mais s'il sort du pus, s'il y a inflammation et douleurs, il faut enlever le diachylon et panser la plaie de la façon suivante :

Laver soigneusement la plaie avec de l'eau boriquée, tremper dans cette eau du coton hydrophile, l'appliquer sur la blessure, recouvrir de taffetas gommé et maintenir le tout à l'aide d'une bande.

Il est d'usage de renouveler le pansement matin et soir; si le malade n'a pas de fièvre et ne souffre pas ce changement est inutile. Quand il s'agit d'enlever un pansement, il ne faut jamais le toucher avec les doigts, mais au moyen de coton hydrophile trempé dans l'eau boriquée faire couler un filet de liquide jusqu'à ce que le pansement se détache seul. L'eau boriquée peut être remplacée par de l'eau phéniquée, sur ordonnance de médecin, mais alors l'homme de science doit faire lui-même le pansement, car il est dangereux d'employer sans connaissances spéciales l'acide phénique qui est très caustique, la liqueur Van Swieten, etc.

Les pansements à l'iodoforme, à l'eau oxygénée, etc., relèvent également de la compétence exclusive du chirurgien ; faits dans de mauvaises conditions, ils peuvent parfois entraîner des accidents graves.

Pansement d'un doigt. — Commencer par enrouler la bande autour du poignet, la passer ensuite sur la partie dorsale de la main, emmailloter le doigt jusqu'à l'extrémité, redescendre jusqu'à la base et regagner le poignet par le dessus de la main et fixer la bande avec une attache quelconque.

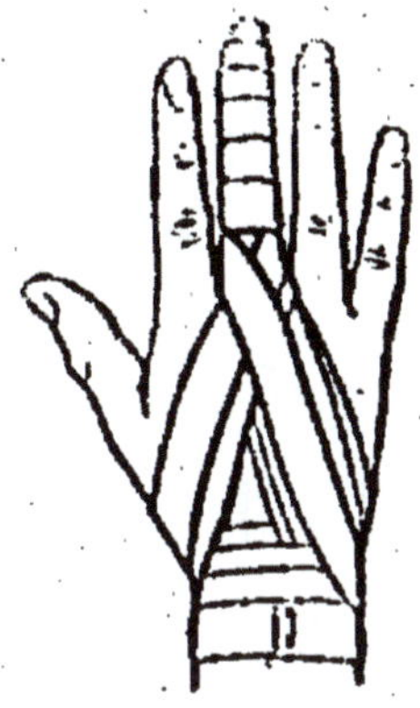 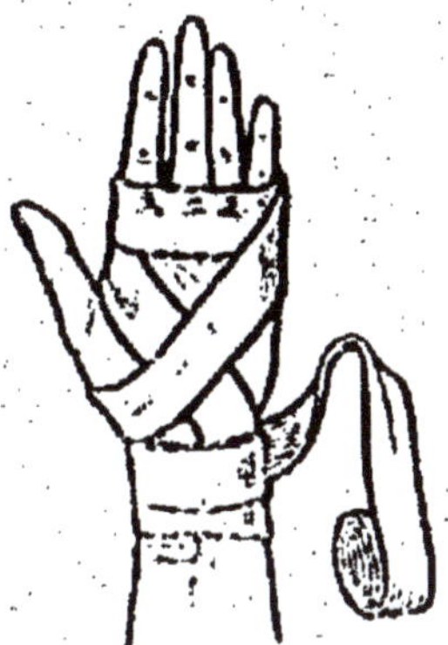

Le pansement de la paume de la main se fait de la même manière, en partant toujours du poignet.

Pour la partie dorsale, prendre un morceau de toile, y pratiquer des trous dans lesquels on passe les doigts et attacher autour du poignet les deux parties du linge soit avec des épingles, soit avec une coulisse.

Pansement du genou. — Après avoir fixé la bande au-dessous du genou par deux *circulaires*, la passer obliquement au-dessus du genou, l'enrouler un tour, redescendre au-dessous du genou et continuer ainsi, mais de façon à s'arrêter *au-dessus* du genou.

Pansement du nez. — Diviser en deux, sur une certaine longueur, les deux extrémités de la bande; appliquer sur le nez la partie pleine du milieu, attacher ensuite derrière la tête deux des bouts passés au-

dessus des oreilles et les deux autres passés au-
dessous.

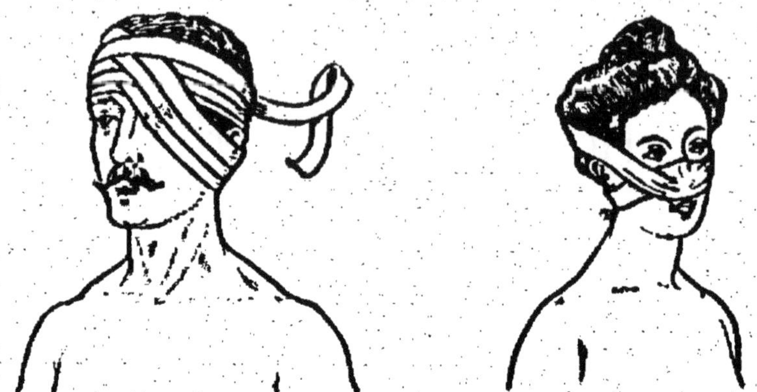

Pansement de l'œil. — Faire d'abord deux circulaires autour du front et sur la nuque, passer ensuite la bande sous le lobe de l'oreille et de là sur
l'angle interne de l'œil, recommencer une autre circulaire autour du front pour maintenir la partie qui
recouvre l'œil, opérer comme précédemment une
fois encore sous l'oreille, et fixer la bande sur le front.

Pour maintenir un pansement sur les deux yeux,
il faut passer alternativement sur un œil et sur
l'autre.

Pansement du pied. — Commencer l'enroulement de la bande par l'orteil, obliquer de façon à

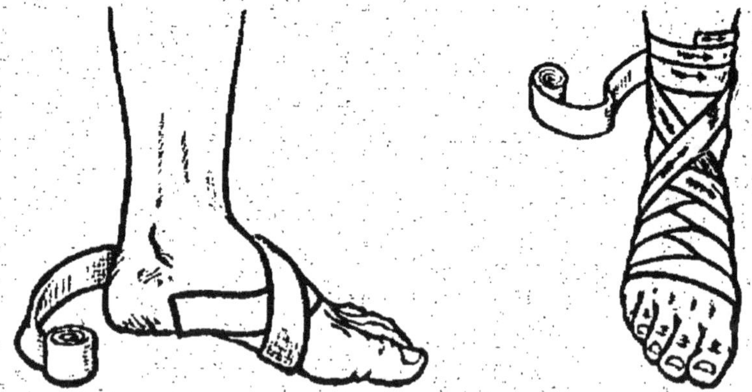

faire une circulaire autour du jarret, et continuer in-
versement pour s'arrêter au-dessus du pied.

On peut aussi commencer par un enroulement autour du jarret, mais le pansement ainsi fait est moins solide.

Pansement des seins. — Ce pansement est employé non seulement dans le cas de plaies ou d'abcès aux seins, mais aussi pour faire passer le lait chez la femme lorsqu'elle a terminé ses fonctions nourricières.

Commencer d'abord par relever le sein, y appliquer une forte couche de ouate, puis enrouler la bande quatre ou cinq fois autour du corps, à hauteur de la taille, la faire passer sous le sein, la faire obliquer vers l'épaule opposée, l'épaule gauche par exemple, quand il s'agit du sein droit, descendre au niveau et en arrière des circulaires, revenir sous le sein et continuer ainsi jusqu'à épuisement de la bande.

Avec la même bande, il est possible de comprimer les deux seins si, au lieu de redescendre en arrière, au niveau de la taille, on passe autour du cou pour revenir sur l'autre sein, mais ce procédé a l'inconvénient de faire passer la bande de haut en bas sur l'un des seins ; or les seins doivent être toujours surélevés ; il est donc préférable de se servir de deux bandes séparées.

Si le pansement bâillait à la partie supérieure, il suffirait d'opérer des circulaires autour du sein et de fixer la bande entre les deux mamelons.

Soigneusement effectué, ce pansement fait disparaître rapidement le lait et prévient tout abcès, mais il est prudent, quand on l'enlève, de laisser la ouate à demeure pendant quelques jours et d'en détacher seulement une petite partie chaque matin pour éviter un brusque refroidissement.

Pansement des plaies de la tête. — La largeur des bandes ne doit pas excéder quatre ou cinq centimètres et il faut d'abord faire passer la bande sur

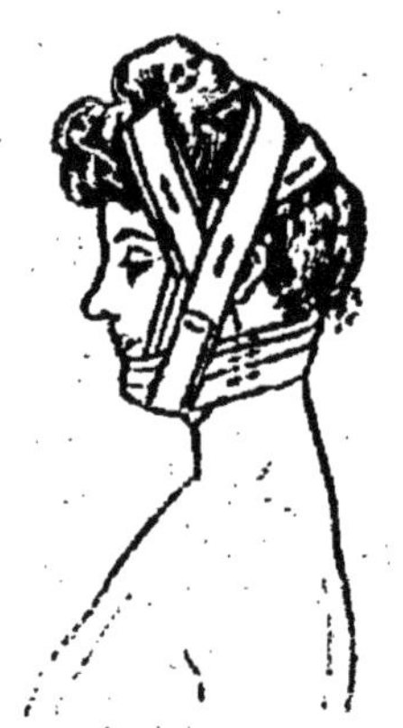
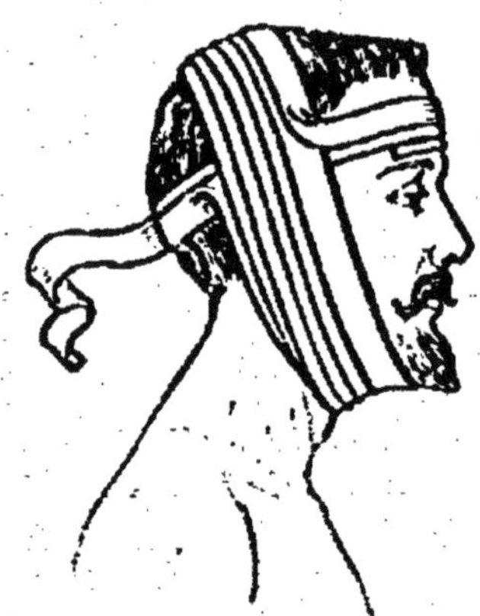

la plaie. Pour une blessure au front, par exemple, enrouler deux fois la bande autour de la tête et sur le pansement, lui faire faire un tour sous le menton, de façon à ce qu'elle passe une fois encore sur le pansement et la fixer avec une épingle de nourrice.

Pour le cou, faire des circulaires autour du cou, ramener la bande sur le sommet de la tête afin d'éviter que le pansement ne bâille.

Pour le pansement d'une plaie au cuir chevelu, prendre un morceau de toile fine, le plier en deux transversalement en forme de triangle ; appliquer la partie large sur le front et, après avoir croisé les deux extrémités derrière la tête, les ramener sur le front, ainsi que faisaient nos grands-pères pour transformer un foulard en bonnet de nuit.

PANSEMENT DES ABCÈS

On distingue deux sortes d'abcès : les abcès froids habituellement de nature tuberculeuse, et les abcès chauds. Les uns et les autres peuvent avoir leur siège dans la profondeur des organes ou sous la peau. Nous ne nous occuperons que de ces derniers, pour lesquels la présence du médecin n'est pas indispensable.

Abcès chauds superficiels. — Ils se reconnaissent à une douleur vive qui se produit à la place même où se forme l'abcès ; la peau se gonfle, devient rouge, des élancements se font sentir. La fièvre et l'insomnie accompagnent la formation du mal.

Il peut arriver que l'engorgement disparaisse avant que l'abcès ne soit complètement formé ; alors le mal cesse de lui-même. Mais, le plus souvent, la peau se distend de plus en plus, s'amincit et finit par s'ouvrir sous la pression du pus qui s'écoule. A ce moment la douleur cesse, la fièvre tombe et l'ouverture de la plaie se ferme.

Au début, lorsque l'abcès n'est pas formé et que le pus ne s'est pas produit, vous pouvez essayer de faire avorter le mal. Vous vous purgez pour faire un dérivatif par l'intestin et vous appliquez des compresses d'eau bouillie chaude que vous devez conserver longtemps.

Mais lorsqu'il y a fièvre et que le malade éprouve des élancements violents, ces remèdes sont insuffisants ; le pus est formé, et il faut avoir recours au médecin ou aux cataplasmes.

Le premier procédé est sûrement le meilleur et celui qui amène le plus rapidement la guérison. Pourtant les personnes qui ont peur du bistouri pourront essayer de faire aboutir l'abcès en mettant des cataplasmes de farine de lin sur lesquels on applique de l'onguent de la Mère ou de la pommade du Bossu.

Une fois l'abcès percé, continuer pendant une journée encore les cataplasmes pour qu'il ne reste pas de pus et faire des lavages avec de l'eau boriquée. Ces lavages seront faits de préférence avec une petite seringue en verre qui porte le liquide dans tous les interstices de la plaie et évite ainsi la formation de nouveaux abcès dans le cas où l'ouverture se cicatriserait avant que les parois soient complètement recollées.

Les cataplasmes ne sont plus à la mode, mais faits proprement ils constituent le meilleur moyen de faire mûrir rapidement l'abcès. Les compresses de sublimé ou d'eau phéniquée agissent plus lentement et ont l'inconvénient de produire souvent une vraie brûlure.

Ce mode de traitement n'est pas toujours applicable, les abcès pouvant siéger sur toutes les parties du corps. Quand ils se produisent aux doigts (mal blanc), à l'anus, au cou, il est possible d'appliquer des cataplasmes, mais que faire par exemple si le mal attaque les gencives. Le mieux est de se gargariser très souvent avec de l'eau de guimauve ou de pavot, ou bien de le faire ouvrir. Les abcès aux gencives, outre qu'ils sont excessivement douloureux, peuvent entraîner de nombreuses complications telles qu'une fistule à l'os de la mâchoire ; il est donc nécessaire de ne pas les négliger.

Pour les abcès à la gorge, faire sucer de la glace cassée en petits morceaux.

Les abcès aux joues, communément appelés fluxions, ne sont généralement pas graves, et se traitent comme les abcès aux gencives ; mais il est urgent de les surveiller pour qu'ils ne percent pas au dehors, car ils laissent une trace indélébile. Aussi, dès qu'un abcès semble vouloir percer, il ne faut pas hésiter à le faire ouvrir au plus vite.

PASTILLES

Certaines pastilles médicamenteuses doivent être mangées d'une façon spéciale que nous allons indiquer :

Pastilles de Calomel. — Doivent être prises à jeun : une demi-heure après leur ingestion le malade peut manger, sauf toutefois des aliments salés ou des confitures acides.

Pastilles de Chlorate de potasse. — Fabriquées sous deux formes, elles sont petites et blanches lorsqu'elles sont composées de chlorate pur ; roses et de dimensions plus grandes, elles renferment du sucre mélangé au chlorate.

Les unes ou les autres doivent fondre lentement dans la bouche.

Pastilles d'Ipéca et de Kermès. — Lorsque ces pastilles sont recommandées, il faut cesser d'en prendre une demi-heure avant les repas et ne recommencer que deux heures après, pour éviter des nausées.

Pastilles de Vichy. — Elles doivent être gardées dans la bouche et non croquées. En fondant doucement, elles produisent une sécrétion salutaire qui facilite la digestion.

PILULES

Les pilules s'avalent dans une cuillerée d'eau généralement, mais on peut aussi les absorber en les plaçant sur la langue et en les précipitant avec une gorgée d'eau.

Quantité de personnes ne peuvent, par l'effet d'une contraction nerveuse de la gorge, avaler des pilules. Le meilleur moyen, dans ce cas, est d'enrober le médicament dans de la confiture ou dans une cuillerée de soupe.

PIQURES D'INSECTES

A la suite d'une piqûre de mouche, si la peau se colore en violet et s'il se forme une auréole de vésicules, il faut appeler au plus vite le médecin, car la piqûre peut être très dangereuse. En attendant mettre sur la piqûre de la teinture d'iode et y appliquer une aiguille rougie à la flamme d'une lampe à alcool.

Pour les piqûres d'abeilles, de guêpes ou de moustiques, enlever le dard qui est resté dans la peau, laver à grande eau et mouiller l'endroit atteint avec de l'ammoniaque ou du vinaigre.

Ces piqûres produisent parfois de véritables empoisonnements, il se produit de l'enflure, des plaques rouges avec démangeaisons. Se mettre au lait et, pour atténuer l'enflure, mettre des compresses d'eau chaude.

MORSURES DE SERPENTS

Pour les morsures de serpents, pratiquer une forte ligature *au-dessus* de la morsure avec un mouchoir, une cravate et faire saigner aussi abondamment que possible. Mettre ensuite de l'ammoniaque ou du vinaigre.

Il est bon de savoir que les vipères ne peuvent pas se soulever pour mordre ; pour protéger les jambes il suffit donc de porter des bottes ou des guêtres. Mais les bras et les mains ne sont pas garantis ; en ramassant une fleur, la vipère peut vous mordre. Il est donc prudent, quand on travaille dans les forêts ou si l'on aime s'y promener, d'avoir sur soi du sérum antivenimeux du Dr Calmette, de Lille. Son emploi est très facile et son efficacité certaine.

POMMADES - ONGUENTS
CÉRATS - GLYCÉROLÉS

Les pommades à base de vaseline ont l'avantage de ne pas rancir ; mais elles ont l'inconvénient de ne pas pénétrer dans les tissus, de sorte qu'elles n'agissent qu'à la surface de la peau. Il suffit de les étendre avec un linge fin ou un peu de coton hydrophile.

Les pommades à base de lanoline ou axonge sont absorbées, au contraire, par la peau ; elles ne doivent donc être employées qu'avec prudence et sur les indications du médecin, surtout quand elles sont belladonées, aconitées ou opiacées. L'application se fait par onctions ou par frictions. (Voir ces mots.)

Quelle que soit la pommade, il est recommandé de la prendre avec du coton hydrophile, afin de ne pas souiller le pot.

Si elle est à base mercurielle, prenez bien soin d'enlever vos bijoux et surtout vos bagues.

Les onguents diffèrent des pommades en ce qu'il entre dans leur composition des produits résineux. L'onguent de la Mère est le seul qui soit employé couramment de nos jours ; il sert à faire mûrir les abcès. On l'applique étendu sur un cataplasme ou simplement sur du coton hydrophile, mais le cataplasme est un adjuvant précieux.

Les cérats. — Ce sont des sortes de pommades qui se conservent peu de temps et dont l'utilisation est, par ce fait même, assez délaissé.

Les glycérolés. — Ces pommades à base de glycérine sont préférées à d'autres parce qu'elles s'enlèvent facilement, la glycérine étant soluble dans l'eau.

POTIONS

Les potions sont préparées généralement pour être prises dans les vingt-quatre heures ; durant ce laps de temps il faut les conserver dans un endroit frais ou les placer dans un vase contenant de l'eau froide. Il est indispensable de s'en faire expliquer le mode d'emploi par le médecin et de savoir de lui s'il faut en prendre une cuillerée à bouche, à dessert ou à café, combien de temps avant le repas il convient d'en cesser l'ingestion et combien de temps après on peut recommencer.

Potion de Rivière. — Délivrée en deux flacons, nᵒˢ 1 et 2, cette potion se prend à la dose d'une cuillerée nᵒ 1, puis immédiatement d'une cuillerée nᵒ 2.

Elle a pour but de produire un dégagement gazeux dans l'estomac et d'arrêter les vomissements. Il importe donc d'absorber chacune des parties dans l'ordre indiqué.

POUDRES

Les poudres destinées à l'usage interne sont délivrées en cachets (voir ce mot) ou en paquets.

Dans ce dernier cas, vous délayez la poudre dans de l'eau ou vous l'absorbez dans une cuillerée de soupe.

Lorsque la quantité de poudre à ingérer est assez forte, on peut se servir de pains azymes ou hosties.

Au milieu de l'azyme placée dans une cuillère et préalablement amollie dans l'eau, vous placez votre poudre, vous relevez les bords de l'azyme de façon à bien envelopper la poudre, vous remplissez la cuillère d'eau et vous avalez.

Poudre anti-asthmatique. — Préparée pour l'usage externe, ce médicament s'emploie de la manière suivante :

Mettre une cuillerée à café de poudre dans une assiette, rouler un des angles d'un petit carré de papier, y mettre le feu et faire brûler la poudre en tenant le visage au-dessus de l'assiette. La poudre anti-asthmatique dégage une fumée abondante dont l'aspiration doit procurer un soulagement immédiat.

POULS

Chez un adulte, le nombre normal de pulsations doit être de 60 à 70 par minute.

D'après Mathias Duval, l'enfant d'un an aurait 134 pulsations et à trois ans 108. Dans l'âge avancé, la fréquence du pouls augmente ; à quatre-vingts ans on compte une moyenne de 95 pulsations.

Chez la femme le nombre de pulsations est plus élevé que chez l'homme ; une femme de vingt-cinq ans en a 77, tandis que l'homme du même âge n'en marque que 69.

Toutefois il n'y a pas lieu de s'inquiéter tant que le pouls ne dépasse pas 80 battements.

Tout effort musculaire accroît le nombre des pulsations. Il faut donc pour prendre le pouls dans de bonnes conditions que le malade soit assis ou couché. Vous appuyez légèrement le bout des doigts sur l'artère radiale au creux du poignet et vous comptez le nombre de pulsations pendant une minute dont vous constatez la durée sur une montre à seconde.

Si le pouls ne paraît pas normal, il faut recommencer l'expérience sur le membre opposé.

PULVÉRISATIONS

La pulvérisation consiste à réduire les liquides médicamenteux en parcelles extrêmement ténues, véritable poudre liquide.

Parmi les appareils destinés à la produire, le plus simple est formé d'un flacon et d'une poire à air.

Il suffit d'appuyer sur la poire pour obtenir l'épar-
pillement du liquide.

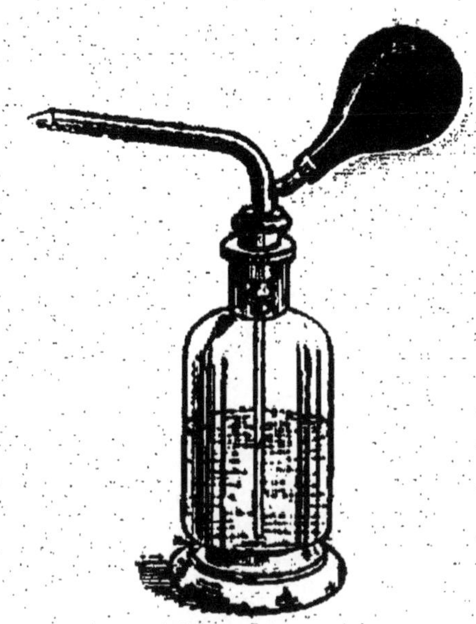

Si l'on veut que le jet soit très régulier, il faut
adapter à un tube faisant office de pulvérisateur une

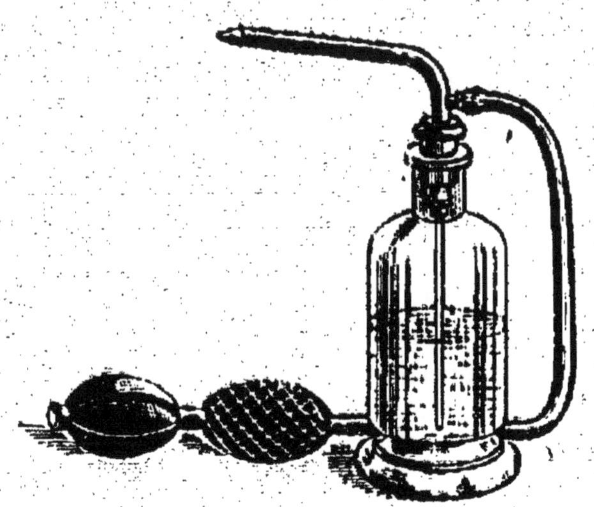

soufflerie composée de deux poires réunies par un
tube de caoutchouc. (Voir figure.)

L'emploi de ces procédés est pratique pour les pulvérisations courtes ; si elles doivent être prolongées, le pulvérisateur à vapeur s'impose.

Ce pulvérisateur se compose d'une chaudière métallique terminée par un tube donnant issue à la

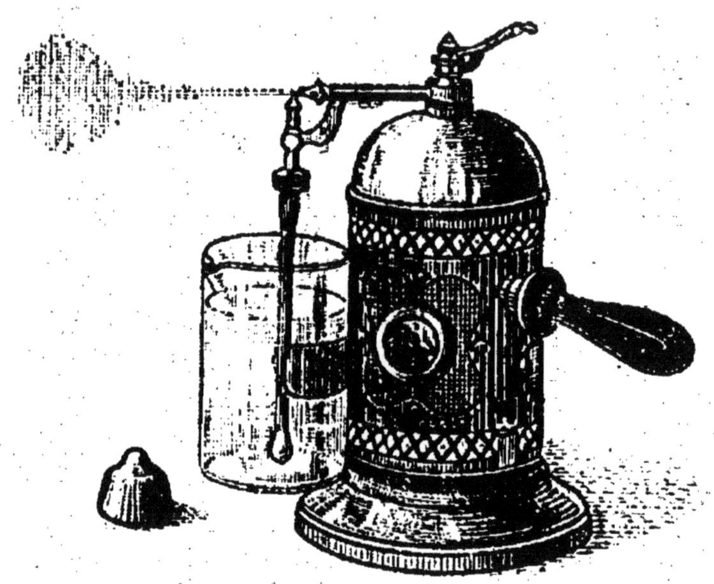

vapeur. A ce tube, et dans le sens perpendiculaire, est adapté un autre tube terminé par un orifice ; enfin, un autre tube plonge dans le liquide. (Voir figure.)

La chaudière métallique est exhaussée par un support qui coiffe une lampe à alcool. Pour actionner l'appareil, il faut qu'aux deux tiers la chaudière soit remplie d'eau. La lampe à alcool étant allumée, l'eau entre en ébullition, la vapeur s'échappe par le tube adhérent et attire le liquide contenu dans le flacon.

Lorsque la pulvérisation se fait mal et que la vapeur seule se dégage, vérifier les tubes, ils sont mal réglés.

Il suffit alors, à l'aide du pas-de-vis que porte le tube plongé dans le liquide, de régler l'appareil, par un mouvement à droite ou à gauche.

L'appareil fonctionne bien lorsque le liquide pulvérisé est tiède et qu'il ne sort pas de gouttelettes d'eau chaude.

Avant d'appliquer la pulvérisation à l'endroit voulu, il est bon de faire un essai sur la main pour constater le bon fonctionnement du pulvérisateur.

Si, en dépit de toutes ces précautions, il s'échappe des gouttelettes d'eau chaude, c'est que la chaudière renferme trop d'eau.

Ce pulvérisateur est fréquemment employé pour les maladies de la gorge; dans ce cas on le termine par un tube évasé qui permet au jet d'arriver directement dans la bouche.

PURGATIFS

L'absorption d'un purgatif nécessite certaines précautions pour en obtenir un effet utile.

En principe, il est préférable de se purger le matin et à jeun, le médicament se digère plus facilement et son efficacité est plus grande.

Lorsque des occupations impérieuses obligent à se purger le soir, le repas de midi doit être supprimé car il est nécessaire qu'il y ait un intervalle d'au moins *huit* heures, entre un repas et le moment où le purgatif est absorbé.

L'effet de la purgation est d'autant plus actif que l'on boit davantage de bouillon aux herbes ou de thé léger; on aura donc d'autant plus de selles que l'on aura absorbé de thé ou de bouillon.

L'effet attendu du purgatif peut être aussi réglé à une ou deux évacuations près.

Sauf pour l'huile de ricin, où il est indispensable d'attendre une selle avant de prendre quoi que ce soit, pour tous les autres purgatifs on peut boire immédiatement après.

Cinq à six heures doivent s'écouler entre la purgation et le repas qui se composera d'aliments légers (œufs, cervelle, sole, légumes).

Il faut s'abstenir de sortir tant que le médicament agit ; en se purgeant le matin il est prudent de rester à la maison jusqu'à 4 ou 5 heures, car le moindre refroidissement donnerait la jaunisse. Pour la même raison, les bains et les grands lavages sont défendus.

Il arrive que les purgatifs produisent des douleurs sans évacuation ; dans ce cas, calmer les douleurs par l'application d'un cataplasme de farine de lin sur l'abdomen et provoquer les selles par un lavement à la glycérine.

Si, au contraire, le médicament produisait trop d'effet, il faudrait cesser de boire du bouillon aux herbes ou du thé, puis administrer un petit lavement à l'amidon additionné de quelques gouttes de laudanum.

Beaucoup de personnes se purgent au moindre malaise ; il ne faut pas oublier qu'un purgatif irrite toujours l'intestin et fatigue beaucoup ; il est donc nécessaire de ne se purger qu'à bon escient.

Sirop de chicorée. — Lorsque les enfants sont encore au sein et doivent être purgés, leur donner le matin une cuillerée à café d'un mélange, par parties égales, de sirop de chicorée et d'huile d'amandes douces, en prenant soin d'agiter le flacon, car ces deux produits se mélangent difficilement.

Si la valeur d'une cuillère à café est insuffisante, porter la dose à la quantité d'une cuillère à dessert.

Calomel. — Ce médicament est un purgatif de choix pour les jeunes enfants, parce qu'il est sans saveur et nettoie bien l'intestin, mais il ne doit jamais être donné sans ordre du médecin à qui incombe le soin de fixer la dose.

Le calomel se prend dans du lait, mais comme c'est un corps très lourd il tombe au fond de la tasse, aussi faut-il l'agiter beaucoup pour qu'il reste en suspension dans le liquide. Nous conseillons de le délayer d'abord dans une cuillerée à soupe de lait et d'ajouter ensuite, petit à petit, la quantité de lait nécessaire.

Si le calomel, dès le début du délayage, prenait une teinte grise, c'est qu'il aurait été décomposé par l'action d'un peu de sel renfermé dans le lait ou qu'aurait contenu la tasse. Il faudrait alors jeter la mixture, se procurer une nouvelle dose du médicament et laver le récipient à grande eau avant de recommencer le mélange.

Après avoir pris du calomel, il faut jusqu'au soir s'abstenir d'aliments salés ou acides ; le pain est donc défendu, ainsi que certaines confitures, celles de groseilles par exemple.

Ce médicament est ordonné aussi aux adultes ; dans ce cas, la dose seule diffère. D'ailleurs les purgatifs que peuvent prendre les adultes sont fort nombreux ; nous allons passer en revue les principaux, en indiquant la façon de les employer.

Huile de ricin. — Ce purgatif est, sans contredit, le meilleur, parce qu'il n'irrite pas l'intestin, mais il a l'inconvénient d'être désagréable au goût.

Depuis son application en thérapeutique, les spécialistes se sont ingéniés à atténuer sa saveur rebutante en prescrivant de la prendre dans du café, dans du bouillon gras ou dans d'autres liquides.

Ces procédés, qui doivent d'ailleurs varier suivant le goût des malades, n'ont pas grand succès. Ils ont même bien souvent l'inconvénient de provoquer le dégoût en laissant apparaître à la surface du liquide les traces huileuses du médicament.

Des meilleurs résultats sont obtenus en mélangeant à l'huile du sirop de cassis, ou le jus d'une orange ou d'un citron.

Vous mettez le tout dans un flacon, vous agitez vivement; la mixture ainsi préparée s'absorbe facilement. Un autre procédé très recommandable est le suivant : dans une casserole contenant la valeur d'une tasse de lait et placée sur un feu doux, vous versez l'huile goutte à goutte ; il se forme ainsi une émulsion dans laquelle le goût du médicament disparaît presque complètement.

La bière est également un excellent véhicule pour l'absorption du ricin.

On délaye lentement l'huile dans un verre de bière gazeuse ; les bulles de gaz entraînent les gouttelettes du purgatif et les tiennent en suspension dans le liquide qui s'absorbe sans difficulté.

Le pharmacien peut se charger aussi de préparer une émulsion selon la formule du Codex ; présentée sous cette forme, l'huile de ricin se prend sans répugnance, mais elle est un peu coûteuse.

De tous les moyens préconisés, nous recommandons plus particulièrement l'emploi du lait ou de la bière.

Pour les enfants au-dessous de 10 ans, la dose est de 10 à 15 grammes ; pour ceux de 10 à 15 ans, elle s'élève à 30 grammes et les grandes personnes peuvent en absorber de 30 à 60 grammes selon le tempérament.

Les médecins sont aujourd'hui partisans des petites doses; ils se basent sur ce fait que 50 ou 60 grammes d'huile de ricin agissent en produisant une indigestion, tandis que 30 grammes agissent simplement par le propre effet purgatif du médicament.

Chaque personne doit donc arriver à connaître la dose qui lui convient en partant de ce fait que le purgatif a produit tout son effet quand il a provoqué cinq ou six selles.

Avec l'emploi de l'huile de ricin les évacuations commencent trois ou quatre heures après l'ingestion et cessent au bout de six ou sept heures.

Ce médicament s'absorbe toujours à jeun et il est indispensable de ne boire aucun liquide avant d'avoir obtenu au moins une selle, car si l'on buvait trop tôt le liquide ingéré chasserait l'huile sans lui laisser le temps de produire son effet. Après une première selle, le bouillon aux herbes ou le thé léger sont d'excellents adjuvants. (Voir la préparation du bouillon.)

L'huile de ricin se délivre aussi en capsules, mais ces capsules bien que molles et oblongues sont difficiles à avaler à cause même de leur volume, de plus elles contiennent souvent comme élément d'activité un peu d'huile de croton qui cause une irritation de l'intestin et donne des coliques.

Nous recommandons plus spécialement l'huile de ricin à l'état naturel et son ingestion par les procédés sus-indiqués.

Sulfate de magnésie ou sel d'Epsom et sulfate de soude ou sel de Glauber. — Ces deux produits constituent d'excellents purgatifs en ce qu'ils n'irritent pas non plus l'intestin ; ils agissent trois ou quatre heures après l'absorption et pendant les huit ou dix heures qui suivent.

La dose moyenne varie entre 20 et 60 grammes, selon l'âge et le tempérament. Il suffit de faire dissoudre le sulfate de soude ou de magnésie dans une quantité d'eau froide représentant la valeur d'un verre et de boire le mélange en deux fois, à court intervalle.

Nous ne saurions trop recommander de faire dissoudre l'un et l'autre de ces sels dans un verre d'eau que l'on recouvre d'une soucoupe, la veille de l'ingestion, pour éviter ainsi de boire un liquide trop froid, car la magnésie et la soude en se dissolvant abaissent énormément la température de l'eau, et tout liquide froid pris à jeun et arrivant dans l'estomac vide produit fréquemment une contraction qui amène des vomissements.

Comme ces deux sulfates sont désagréables au goût, nous proposons de les préparer de la façon suivante :

Dans un verre d'eau faire dissoudre le sel, y ajouter 5 ou 6 morceaux de sucre et une vingtaine de gouttes de jus de citron ou d'orange ou toute autre essence parfumée, agiter jusqu'à complète dissolution, laisser reposer jusqu'au lendemain et boire en temps voulu comme il est indiqué plus haut.

Après l'absorption de ces médicaments on peut prendre de suite du bouillon aux herbes ou du thé léger pour faciliter les évacuations.

Eaux de Janos, Montmirail, Villacabras, Pullna, Rubinat, etc. — Ces eaux à base de sels de magnésie et de soude se prennent comme les solutions précédentes. Le contenu de chaque bouteille est calculé pour une forte purgation, on doit donc de son propre chef ou sur l'avis du médecin absorber la quantité que comporte l'effet qu'il s'agit d'obtenir. Il est bon de faire emplette du médicament la veille de son absorption pour éviter, comme nous l'avons déjà dit, d'ingérer un liquide trop froid.

Limonade purgative de Rogé. — C'est là un purgatif des plus recommandable, parce qu'il n'irrite pas l'intestin et qu'il a le précieux avantage d'être agréable au goût.

Cette limonade s'absorbe à jeun et permet de boire de suite du bouillon d'herbes ou du thé léger, mais son effet peut ne se produire parfois qu'au bout de 7 ou 8 heures et souvent plus.

Citrate de magnésie effervescent. — Ce produit sert à préparer un excellent purgatif assez semblable à la limonade Rogé. En faire dissoudre de 30 à 60 grammes, selon le cas, dans un verre d'eau et boire en deux fois.

Aloès. — Ce médicament est fort employé parce qu'il est peu coûteux et très actif. La dose est de 1 à 2 grammes que l'on prend le matin dans une cuillerée de soupe ou dans du pain azyme, mais son action est assez lente.

Ce produit doit être interdit aux femmes sur le retour d'âge et aux personnes atteintes d'hémorroïdes ou d'une maladie de la vessie.

Presque toutes les pilules purgatives sont composées d'aloès auquel on a associé du séné, de la gomme gutte ou de la coloquinte; elles constituent des purgatifs très énergiques qui, en raison même de leur activité, ne doivent jamais être employés sans avis du médecin.

Eau-de-vie allemande. — Ce purgatif très actif aussi doit être employé avec circonspection et sur l'ordonnance du médecin. L'eau-de-vie allemande s'absorbe le matin, à jeun, dans une tasse de thé léger ou de tilleul. Pour en atténuer l'effet irritant, on y adjoint souvent du sirop de nerprun.

Magnésie. — Excellent purgatif en l'espèce, la magnésie, dont l'action est très douce, s'emploie plus spécialement comme laxatif, à la dose d'une cuillerée à café ou à soupe et délayée dans du lait ou de l'eau, ou encore enveloppée de pain azyme. Pour obtenir un effet purgatif avec ce médicament, la dose est de 5 ou 6 cuillerées à prendre le matin, à jeun, en procédant comme il a été dit pour une purgation au sulfate de magnésie.

Rhubarbe. — La rhubarbe constitue non seulement un parfait laxatif, mais encore un fortifiant appréciable ; son unique défaut est d'amener une constipation opiniâtre dès qu'on en cesse l'emploi.

Plus active que la magnésie, il faut la prendre à dose moins forte mais de la même manière. Présentée sous forme de pastilles comprimées, deux ou trois suffisent, selon l'effet qu'on veut obtenir.

La rhubarbe se prend en cachets ou dans une cuillerée d'eau ou de potage le matin ou le soir ; cela dépend des tempéraments, plus ou moins sensibles à son action. Les malades doivent donc se soumettre à une observation personnelle et prendre d'abord une ou deux doses de rhubarbe pour savoir à quel moment elle produit son effet ; d'après le résultat obtenu, choisir alors l'heure où son action ne gênera pas.

Pour les enfants, il existe du sirop de rhubarbe, dont on administre une ou deux cuillerées le matin, à jeun.

Crème de tartre soluble. — Ce médicament, très employé autrefois, est à peu près complètement délaissé de nos jours.

Il mérite pourtant d'être signalé ici, car son action est très douce et qu'au lieu d'augmenter le flux menstruel et hémorroïdal, comme le font l'aloès et la plupart des autres purgatifs, la crème de tartre les modère, ce qui rend très précieux dans ces cas-là ce médicament.

La dose est de 20 à 30 grammes pour une purgation; il suffit de faire dissoudre la crème de tartre dans de l'eau aromatisée selon le goût, avec du citron, de l'orange ou de la menthe.

Séné. — Ce médicament purge bien, mais il donne des coliques d'autant plus vives que le malade est plus constipé. On le prépare en infusion, décoction ou macération. (Voir **Tisanes.**)

Il est rarement employé seul, sauf dans le cas où, mis dans un nouet en quantité plus ou moins grande, on le fait cuire avec des pruneaux que l'on veut rendre purgatifs. Habituellement, en thérapeutique, on l'associe au fenouil, à l'anis, à la réglisse, etc.

En feuilles, le séné entre pour une certaine part dans tous les thés médicinaux et, pulvérisé, il forme la base de presque toutes les poudres laxatives.

Pour se servir d'un thé purgatif, faites une infusion plus ou moins forte, selon le degré d'action qu'il est nécessaire d'obtenir, et boire cette infusion le soir en se couchant.

Les poudres laxatives se prennent délayées dans de l'eau, à la dose de une ou deux cuillerées à café, ou enrobées dans du pain azyme.

Il existe d'autres purgatifs en grand nombre, tels

que la cascarine, le podophyle, le nerprun qui s'emploient comme la rhubarbe ou le séné.

Un ancien purgatif, qui était tombé dans l'oubli, a été remis en usage; c'est l'écorce de bourdaine ou rhamnus, que l'on met macérer dans une tasse à thé d'eau froide pendant 10 ou 12 heures, à la dose de 4 à 6 grammes. Ce liquide est absorbé en une seule fois.

Sous forme d'extrait fluide, la bourdaine se prend également à la dose d'une ou deux cuillerées à café dans une tasse de thé.

Ajoutons que tous les purgatifs peuvent servir de laxatifs quand on les absorbe à petite dose.

SOINS AUX MALADES

Lorsque la maladie frappe un être qui nous est cher, notre première, notre unique pensée, est de le bien soigner. Les femmes surtout apportent à ce devoir une telle ardeur que, faisant abnégation d'elles-mêmes, elles ne comptent pour rien veilles et fatigues. Certaines mêmes trouvent une âpre jouissance à se surmener. C'est une erreur et une faute qui peut compromettre le but à atteindre, la guérison du malade. Pour soigner efficacement autrui, il est essentiel de se bien porter soi-même.

Cet état de santé indispensable ne peut être obtenu et maintenu qu'à une triple condition:

1° Conserver sa présence d'esprit;
2° Ne pas se fatiguer inutilement;
3° Sortir tous les jours.

1° Conserver sa présence d'esprit. — Dans toute maladie sérieuse, le facteur le plus important de la guérison réside dans la confiance du malade en son retour à la santé. Cette confiance il ne peut l'acquérir que si vous créez autour de lui une atmosphère de calme et de tranquillité. Si vous vous affolez, si vous pleurez, il se croira perdu, et vous supprimez ainsi l'appoint le plus sérieux de la guérison.

Presque toutes les maladies bien soignées guérissent si le moral est bon. Ne meurent que ceux qui le veulent, ont prétendu certains auteurs. C'est faire la part trop belle à l'énergie humaine. Mais ce qui est certain et ce qu'il faut retenir de cet aphorisme, c'est que plus on lutte, plus sont grandes les chances de guérison.

Ne voit-on pas tous les jours des malades, considérés comme perdus, et qui vivent très longtemps.

Donc : conserver sa présence d'esprit, ne jamais désespérer, telle est la première condition pour bien soigner un malade.

Si cela est difficile quand il s'agit d'êtres tendrement chéris, il n'y a pas un homme ni une femme de cœur qui ne puisse le faire avec un peu de bonne volonté.

2° Ne pas se fatiguer inutilement. — Il va de soi que pour être bon garde-malade, il faut conserver toute sa vigueur physique. Evitez donc toute fatigue inutile. Dès le début, si le médecin diagnostique une longue maladie, sans perdre de temps organisez votre vie et celle de la maison. Les personnes riches prendront une garde ; les autres répartiront les heures de veille entre les membres de la famille. Chacun passera à tour de rôle une partie de la nuit ;

il se reposera ensuite, mais couché et complètement déshabillé, car dormir habillé ne repose pas.

Surtout ne pas négliger les repas qui doivent être pris autant que possible à heures fixes. Si l'inquiétude et l'émotion font perdre l'appétit, réagissez; prenez des jaunes d'œuf, du jus de viande, du bon vin; toutes choses qui passent aisément; en un mot, faites tout ce qui est nécessaire pour ne pas vous laisser abattre.

La toilette doit être faite complètement; rien ne repose comme un bon lavage.

3° Sortir tous les jours. — L'air est un grand purificateur et un excellent tonique. Sortez tous les jours au moins une heure, de préférence à pied, et cette marche au grand air vous donnera la vigueur nécessaire pour remplir le devoir qui vous incombe.

MALADIES CONTAGIEUSES

Lorsqu'il s'agit d'une maladie contagieuse, il est indispensable de ne pas avoir peur. Un fait digne de remarque, c'est que les personnes peu courageuses sont les plus facilement atteintes. Il suffit d'ailleurs de se rappeler, pour se donner du courage, que les médecins et les infirmiers, bien qu'en contact permanent avec les malades, sont très rarement atteints. De plus les microbes ne se développent pas sur le corps sain. Ils ne pénètrent que par une écorchure de la peau, par la bouche et le nez.

Pour s'en préserver, il suffit donc de bien se laver les mains après avoir touché le malade, en ajoutant à l'eau quelques gouttes de formol, d'acide phénique, de thymol, voire d'eau de Cologne. Contre les écorchures, après s'être lavé les mains et les avoir bien essuyées, il suffit de mettre du collodion ou du taffetas d'Angleterre sur les parties écorchées. Se gargariser plusieurs fois par jour avec de l'eau additionnée d'acide phénique, surtout après avoir fait la toilette du malade. Pour le nez, se mettre de la vaseline boriquée dans les narines matin et soir. Ces précautions suffisent presque toujours à prévenir la contagion.

INSTALLATION DE LA CHAMBRE DU MALADE

La chambre doit être débarrassée de tous les objets inutiles, armoires, tableaux, etc. Le lit du malade, la table de nuit, une petite table pour les médicaments et un lit pour la garde sont les seuls meubles nécessaires. Le lit sera de préférence installé au milieu de la pièce afin que l'on puisse tourner autour. Il se composera d'un ou de deux matelas et d'une couverture de laine ou de coton suivant la saison. Les lits et oreillers de plume doivent être proscrits.

Pour que le lit ne soit pas souillé, vous placez sous le drap de dessous une toile caoutchoutée ou une alèze (drap plié en quatre). Une bonne précaution consiste à mettre deux ou trois épaisseurs de papier, le papier ayant l'avantage d'éviter les écorchures au malade. Un foulard de soie épinglé aux coins par des épingles de nourrice peut remplir le même but. Pour changer l'alèze, vous fixez l'alèze propre avec des épingles de nourrice à l'alèze sale et vous retirez cette dernière, la propre venant prendre sa place. Pour changer le drap de dessous, vous commencez par les pieds en le roulant et en déroulant à sa suite le drap propre.

Les rideaux sont inutiles à Paris et dans les grandes villes où les chambres sont closes; mais à la campagne, ils ont l'avantage d'isoler le malade lorsqu'il dort, de supprimer les courants d'air et d'intercepter le grand jour.

L'air doit être renouvelé fréquemment; aussi faut-il se garder de fermer hermétiquement par des bourrelets les interstices des portes et des fenêtres, afin de ne pas arrêter le tirage de la cheminée qui est le principal agent de renouvellement de l'air.

Si la température le permet, les fenêtres seront ouvertes dans le jour, mais jamais le soir ni la nuit, sauf avis des médecins.

En hiver, allumez un bon feu dans la pièce contiguë en laissant la fenêtre ouverte; au bout d'un quart d'heure, vous fermez celle-ci et vous attendez que la température s'élève à 18°. Vous ouvrez ensuite la porte de communication pendant une demi-heure environ. Cette petite opération peut être faite trois ou quatre fois par jour si le temps n'est pas trop rigoureux.

La température doit être de 16° à 20° et rester constante nuit et jour. Pour vous rendre compte, il est bon de placer un thermomètre auprès du lit. En été, vous baissez les stores et les rideaux et vous pouvez même, s'il fait très chaud, tendre des linges mouillés devant la fenêtre ou mettre un bloc de glace dans une terrine au milieu de la chambre. Pour le chauffage, les poêles mobiles doivent être proscrits, la cheminée seule doit être employée parce qu'elle assure la ventilation. Le combustible le meilleur est le bois, puis viennent le coke et le charbon.

Comme éclairage, à défaut d'électricité, une veilleuse ou une lampe avec abat-jour suffit.

La chambre doit être faite tous les jours. Le balai soulevant la poussière, il est préférable de passer un linge. Les linges sales ou provenant de pansements sont immédiatement enlevés. Tout ce qui ne pourra plus servir (coton, ouate, bandes, etc.) sera brûlé. Le linge sera renfermé dans un sac placé dans une autre pièce. En cas de maladie contagieuse, le linge est désinfecté avant d'être envoyé au blanchissage. S'il n'y a pas de service de désinfection, celle-ci peut être opérée en faisant bouillir les effets contaminés pendant deux heures dans de l'eau additionnée de carbonate de soude.

Les évacuations du malade doivent être enlevées aussitôt et les vases lavés à l'eau chaude et rincés avec une solution antiseptique, telle que le sublimé au millième, le sulfate de cuivre au centième, l'eau phéniquée au vingtième. Les crachats des tuberculeux et les selles des cholériques doivent être additionnés d'une de ces solutions avant d'être jetés aux latrines.

Si le médecin demande à conserver les crachats, les vomissements ou les selles, ils doivent être renfermés dans un vase couvert que l'on dépose dans un endroit écarté et bien aéré.

Pour désinfecter la chambre, faites brûler du sucre. Le système n'est pas nouveau, mais c'est encore le meilleur. Il suffit de faire rougir les pincettes, d'y mettre un morceau de sucre et de le brûler ainsi au-dessus de la pelle à feu.

Dans la campagne, où les cabinets sont habituellement dans le jardin, pour les maladies contagieuses, comme la fièvre typhoïde, le choléra, la tuberculose, il est préférable d'enfouir dans la terre les déjections des malades en y ajoutant des solutions antiseptiques. Si vous n'avez pas ces solutions, faites fondre de la chaux vive et servez-vous du lait de chaux ainsi obtenu comme désinfectant. Il est indispensable d'enfouir ces matières loin d'un puits ou d'un cours d'eau et de faire bouillir le linge avant de le laver définitivement. De véritables épidémies se sont déclarées dans des villages par suite d'infiltrations dans les puits de l'eau dans laquelle du linge souillé avait été lavé.

TOILETTE DU MALADE

A moins d'avis contraire du médecin, la toilette du malade sera faite tous les jours. La tête brossée, les cheveux peignés (pour les femmes, les cheveux seront nattés), le visage lavé à l'eau chaude additionnée d'eau de Cologne, les mains à l'eau de savon, la bouche rincée à l'eau fraîche mélangée de quelques gouttes d'eau de Botot ou d'alcool de menthe, la langue débarrassée des enduits qui l'encombrent à l'aide d'un linge grossier, les oreilles et les narines seront nettoyées minutieusement. Si les yeux sont irrités, il faut faire usage, matin et soir, d'eau boriquée chaude.

BOISSONS

Les boissons sont absorbées glacées, tièdes ou chaudes. La glace doit être prise pure, en petits morceaux que le malade laisse fondre dans la bouche, ou écrasée en une sorte de neige qui se prend avec une petite cuillère. Les boissons sont additionnées de glace ou, ce qui est préférable, frappées comme on le fait pour le champagne.

Les boissons tièdes ou chaudes doivent être chauffées au bain-marie. Vous veillerez à ne servir que la quantité qui doit être absorbée en une fois. Si vous en donnez davantage, le reste ayant été mélangé à la salive devra être rejeté, et vous évitez ainsi de faire de la peine au malade en lui retirant une boisson qui le soulageait.

Le liquide doit être présenté dans une timbale en argent ou dans une tasse de porcelaine; évitez les vases en verre qui se cassent facilement.

Si le malade ne peut pas boire seul, ayez recours à un chalumeau de paille, un biberon ou une burette de porcelaine. S'il est atteint de tétanos, de convulsions où les dents serrées ne permettent pas l'absorption du liquide, serrez-lui les narines et, saisissant le moment où il ouvre la bouche pour respirer, introduisez un mouchoir, un gant ou un bouchon qui, tenant les dents écartées, permettent l'introduction du liquide.

Il est des maladies graves où le lait est la seule boisson permise. Que faire si les malades éprouvent une répulsion invincible pour le lait? Ne vous découragez pas, agissez avec douceur, mais avec fermeté. Les premiers jours, vous l'offrirez coupé d'eau d'Évian, de Vichy ou de tisane; peu à peu la répulsion diminuera et, au bout de quelques jours, vous serez tout étonné de voir votre malade le demander lui-même.

ALIMENTS

Le régime alimentaire est du domaine exclusif du médecin dont il faut suivre rigoureusement les prescriptions.

Toutefois, il n'est pas inutile de donner une énumération des aliments qui, se digérant avec plus de facilité, constituent généralement l'alimentation ordinaire des malades.

Bouillon de poulet, de veau, potages au tapioca, vermicelle, sagou, panade, échaudé ou biscuits de Reims, œufs frais cuits à la coque (les œufs sur le plat ou durs sont plus indigestes), laitue et chicorée cuites, poissons bouillis, viandes blanches, volailles, côtelettes et fruits, ces derniers bien mûrs.

SOMMEIL

Le sommeil du malade doit être scrupuleusement respecté. Sauf avis du médecin, on ne doit jamais le réveiller, même pour lui faire prendre les médicaments. S'il a le délire, le laisser tranquille, tout en le maintenant dans son lit s'il cherche à en sortir ; enlever tous les objets fragiles ou avec lesquels il pourrait se blesser, verres, couteaux, etc.

La température du corps, s'il s'agit de fièvre, doit être prise à heures fixes ; par exemple, 7 heures du matin et 7 heures du soir.

MOYENS DE SOULAGEMENT

EN L'ABSENCE DU MÉDECIN

Sueurs. — Le malade peut avoir des sueurs abondantes.

Conseiller l'immobilité absolue, les bras sous le drap ; éviter de le découvrir pour le faire boire, le faire uriner ou aller à la selle dans les vases appropriés et préalablement chauffés. Lorsque la sueur a cessé, le changer, en commençant par étancher la sueur au cou, à la face et aux mains ; faire chauffer le linge de corps.

La chemise est enlevée en la faisant glisser le long du corps et en couvrant immédiatement avec la chemise propre, de façon à découvrir le moins possible.

Frissons. — Après avoir recouvert le malade d'une bonne couverture de laine, vous vous efforcez de le réchauffer en lui faisant absorber des infusions chaudes et en plaçant à ses pieds et le long du corps des boules et des briques chauffées.

Pour combattre la soif qui souvent est ardente et rafraîchir la bouche desséchée, faites-lui sucer quelques quartiers d'oranges, des bonbons acidulés, des pastilles de menthe.

Enfin, s'il a trop chaud, passez sur les lèvres, le front et les oreilles, un crayon au menthol.

Faiblesses, Syncopes. — Ouvrir la fenêtre, à moins que le malade ne soit en sueur ; enlever

l'oreiller et le traversin pour lui maintenir la tête
basse ; lui faire respirer des sels anglais, de l'alcali,
de l'éther ; lui faire boire un peu de cognac et lui
frictionner les tempes avec du vinaigre.

Oppressions. — Asseoir le malade, ouvrir la fenêtre si le temps le permet, l'éventer et lui faire respirer de l'éther ou de l'oxygène.

SOINS
AUX CONVALESCENTS

La convalescence est établie lorsque la fièvre a
cessé depuis assez longtemps, que le pouls est régulier et que la peau est redevenue normale. Le malade
éprouve une sensation de bien-être ; il commence à
avoir faim et s'intéresse à tout ce qui se passe autour
de lui. La convalescence demande à être suivie très
attentivement, car il peut se produire une rechute
plus grave que la maladie elle-même. Cela s'applique
surtout à la fièvre typhoïde. Il faut bien veiller à ce
que le malade ne se fatigue pas, et, dans ce but, ne
pas trop lui parler, ne pas trop le laisser lire, ni
jouer, s'il s'agit d'un enfant.

Les malades ont souvent, après une maladie grave,
un très grand appétit qu'il serait dangereux de satis-
faire. Il faut leur donner à manger peu à peu, et par
petite quantité, en commençant par les aliments les
plus légers, sans tenir aucun compte de leurs ins-
tances et même de leurs larmes.

Quand le malade doit se lever, il faut le couvrir bien chaudement et ne le laisser qu'un quart d'heure, une demi-heure, progressivement.

Il en est de même pour les sorties qui ne doivent être tolérées que par un beau temps.

Heureux de revenir à la vie, le convalescent a des tendances à tout exagérer ; il faut donc le tenir dans une sage mesure. C'est d'ailleurs le moment d'appliquer le grand principe : *doux et ferme*. Doux, parce que le malade étant très irritable, il faut se garder de le contrarier. Ferme parce que sa santé dépend de son obéissance.

Certains aliments sont recommandés aux convalescents. Le lait de poule, le jus de viande, les crèmes, le raisin.

Le lait de poule se prépare en battant deux jaunes d'œufs dans de l'eau sucrée que l'on peut aromatiser avec de l'eau de fleurs d'orangers ou une cuillerée à café de bon cognac.

Le jus de viande se prépare avec une marmite dite américaine. On place dans ce récipient 250 grammes de bonne viande sans graisse ni peau, coupée en petits morceaux, on y ajoute une pomme de terre, une carotte et du sel. Le tout est placé au bain-marie pendant quatre heures. Si le jus est bien préparé, il ne doit rester que quatre cuillerées de jus. Celui-ci est très fortifiant, très digestif et convient surtout aux convalescents qui manquent d'appétit.

SOINS

A DONNER AUX MALADES

SANS CONNAISSANCE

Évanouissement, Syncopes. — Coucher d'abord le malade sur le parquet, horizontalement, et la tête un peu basse. Déboutonner ensuite ou dégrafer les vêtements, enlever tout ce qui gêne la respiration, col, cravate, corset, ceinture, etc. et donner le plus d'air possible.

Flageller énergiquement le visage avec un mouchoir mouillé ou une serviette, sans crainte de frapper trop fort ; le malade est insensible et les coups ne laissent aucune trace.

Frotter aussi les tempes et la poitrine avec du vinaigre si l'on en a sous la main ; faire respirer de l'éther, de l'ammoniaque ou du vinaigre, et, si la syncope persiste, pratiquer la respiration artificielle et les tractions rythmées de la langue.

Comme il serait utile que chacun sût pratiquer la respiration artificielle et les tractions rythmées de la langue, nous allons exposer le procédé de ces deux opérations d'après l'Académie de médecine.

MÉTHODE DE LA
TRACTION RYTHMÉE DE LA LANGUE

Ouvrir la bouche du malade dont les dents sont serrées, les écarter en forçant avec les doigts ou un corps résistant quelconque (morceau de bois, manche de couteau, dos de cuiller ou de fourchette, extrémité d'une canne, etc.

Saisir solidement la partie antérieure de la langue entre le pouce et l'index de la main droite, nue ou revêtue d'un linge quelconque, d'un mouchoir de poche par exemple (pour empêcher le glissement) et exercer sur elle de fortes tractions répétées, successives, cadencées, suivies de relâchement, en imitant les mouvements rythmés de la respiration elle-même au nombre d'au moins vingt par minute.

Les tractions linguales doivent être pratiquées sans retard et avec persistance durant une demi-heure au moins, une heure et plus.

NOTA. — Il est important de bien tirer sur la racine de la langue, comme si l'on voulait l'arracher. Dès qu'une certaine résistance se fait sentir, c'est que la respiration revient. Il se produit alors un ou plusieurs mouvements de déglutition suivis de hoquets bruyants.

Même si l'on se trouve en présence d'un cadavre légèrement chaud, et pour les enfants qui viennent au monde privés de respiration, on doit les pratiquer.

MÉTHODE DE LA RESPIRATION
ARTIFICIELLE

Coucher le malade sur le dos, les épaules légèrement soulevées, la bouche ouverte, la langue bien dégagée.

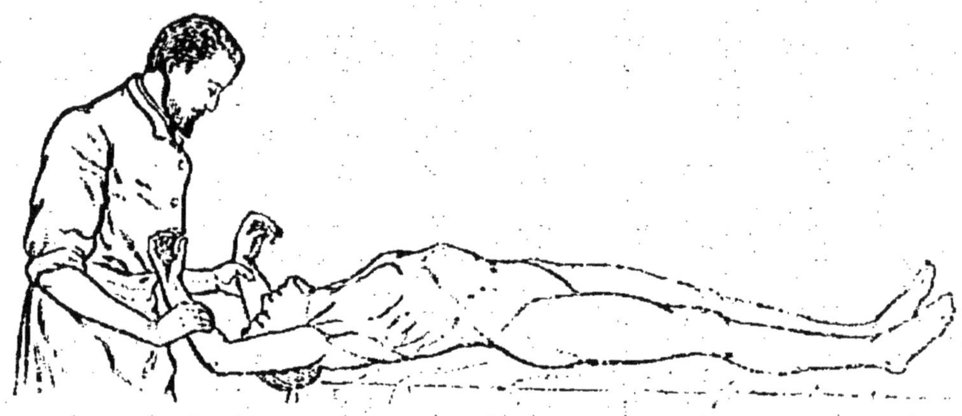

Saisir les bras à la hauteur du coude, les appuyer assez fortement sur les parois de la poitrine, puis les écarter et les porter au-dessus de la tête en décrivant

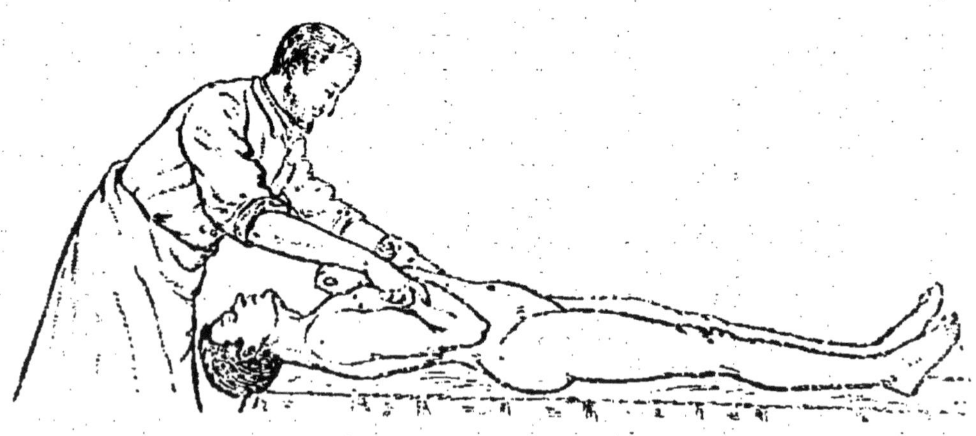

un arc de cercle; les ramener ensuite à leur position primitive en pressant sur les parois de la poitrine.

Répéter ces mouvements environ vingt fois par minute, en continuant jusqu'au rétablissement de la respiration naturelle.

NOTA. — Il vaut mieux commencer par la méthode de la traction de la langue, ou faire les deux en même temps.

SECOURS AUX NOYÉS

La manière la plus simple de porter secours à une personne qui se noie, est de lui lancer une corde ou même son propre vêtement.

Mais si l'on sait nager, le sauvetage est plus facile, à la condition de prendre des précautions, car les noyés s'accrochent à leurs sauveurs d'une façon désespérée, paralysent souvent leurs mouvements et peuvent les entraîner avec eux.

Afin d'éviter ce danger toujours menaçant, il faut arriver en arrière du noyé, de la main gauche passée sous l'aisselle gauche lui saisir le poignet droit que l'on tient pressé contre soi, tandis qu'en nageant sur le dos et en utilisant la main droite on gagne la rive.

Au cas où le noyé parviendrait à vous immobiliser, il faudrait plonger ; l'instinct de la conservation ferait alors lâcher prise au noyé qui tenterait de remonter à la surface et il deviendrait possible de lui porter secours comme il est indiqué plus haut.

Dès que le noyé est sorti de l'eau, le déshabiller desuite, dût-on pour cela couper ses vêtements, l'envelopper dans des couvertures ou, à défaut, le rouler dans un pardessus.

L'ayant couché sur le côté droit, lui incliner la tête pour faciliter l'écoulement du liquide qu'il a absorbé, lui ouvrir la bouche, au besoin avec le manche d'un couteau ou avec un morceau de bois quelconque, tirer la langue au dehors, et pratiquer sans retard des tractions rythmées.

Si la respiration reprend son cours, frotter énergiquement le corps avec de la flanelle ou même de la paille.

Lorsque le noyé fait des efforts pour respirer, lui passer rapidement sous les narines un flacon d'ammoniaque ou de vinaigre et, lorsqu'il fait des efforts pour vomir, lui mettre les doigts dans la bouche afin d'amener plus vite les vomissements.

Il ne faut jamais donner à boire à un noyé avant qu'il n'ait repris connaissance ; tout au plus peut-on se permettre de lui verser dans la bouche quelques gouttes de rhum ou d'alcool.

Quand le noyé a repris connaissance, le coucher dans un lit, le réchauffer avec des briques ou des boules d'eau chaude et lui faire prendre un grog ou du thé chaud.

Toute personne qui, ne sachant pas nager, tombe à l'eau, pourrait se sauver si elle avait le sang-froid de se coucher sur le dos, la tête renversée, la bouche hors de la nappe liquide, les bras étendus en arrière de la tête et maintenus au-dessous de la surface de l'eau.

On peut se sauver aussi en restant debout dans l'eau, la tête penchée en arrière, la bouche hors du liquide et les bras étendus le long du corps.

SECOURS AUX PENDUS

En présence d'un pendu, il ne faut pas hésiter à couper la corde. Étendre la victime par terre, la débarrasser de tout vêtement gênant, et flageller le visage avec une serviette ou un mouchoir trempés dans de l'eau froide.

Après avoir mis des sinapismes aux jambes, si la respiration ne se rétablit pas, pratiquer alors les tractions rythmées de la langue.

SOINS A DONNER

EN CAS D'INSOLATION

OU COUP DE SOLEIL

Pendant la période estivale des mois de juillet et août, l'insolation est un accident très fréquent qu'évitent facilement, même aux heures les plus chaudes, les personnes qui s'abritent sous une ombrelle et se privent de tout liquide alcoolique.

L'insolation commence par des malaises qui se traduisent ainsi : transpiration abondante, peau chaude, visage rouge, sensation d'étouffement, démarche chancelante et parole hésitante.

Si le malade se rend compte de son état, il lui faut rentrer au plus vite dans un endroit frais, se déboutonner et se mettre de l'eau froide sur la tête.

Il arrive que le coup de chaleur se fasse sentir brusquement; dans ce cas, la peau devient sèche, les lèvres se collent l'une contre l'autre, la poitrine est oppressée et le malade perd connaissance.

Trois degrés d'insolation peuvent se produire :

1° **Le malade a le visage rouge**. — Le transporter dans un endroit *frais* et non *froid*: à l'ombre d'un arbre, par exemple. L'ayant assis, le déshabiller pour dégager le cou et la poitrine, lui appliquer sur la tête des compresses d'eau froide, et lui frictionner les jambes ;

2° **Le malade a le visage pâle** : Le coucher à terre la tête en contrebas pour que le sang afflue au cerveau et procéder ensuite comme en cas de syncope ;

3° **Le malade a le visage exsangue**, c'est-à-dire tout à fait décoloré; il faut pratiquer la respiration artificielle ou les tractions rythmées.

SOINS A DONNER

AUX

ASPHYXIÉS PAR LE FROID

OU CONGÉLATION

Transporter l'asphyxié dans une chambre sans feu et dont les portes et les fenêtres seront ouvertes. L'envelopper dans une couverture, dans de la paille ou du foin, en laissant la face à l'air libre.

Frictionner ensuite le corps avec de la neige ou des linges trempés dans de l'eau froide et pratiquer la respiration artificielle.

Si le malade revient à la vie, élever graduellement la température de l'eau avec laquelle on fait les frictions.

Dès que la respiration s'est rétablie, coucher le patient dans un lit, mais il ne faut point employer de boules chaudes ni faire de feu dans la pièce tant que le corps n'a pas repris sa chaleur normale.

A défaut de ces précautions, un réchauffement trop précipité provoquerait la gangrène des parties gelées.

Aussitôt que le malade se sent mieux, lui faire absorber du thé chaud.

En présence d'un accident causé par le froid, il ne faut pas se décourager; on a vu des personnes ne revenir à la vie qu'après plusieurs heures de mort apparente.

Asphyxie par le charbon, les poêles mobiles, le gaz, les fleurs et les fosses d'aisance. — En principe, il faut transporter le malade au grand air, lui enlever ses vêtements, et flageller toutes les parties du corps avec une serviette trempée dans de l'eau froide. Si le malade a des nausées, lui introduire les doigts dans la bouche pour le faire vomir. Mais au cas où la vie ne reviendrait pas, il faudrait pratiquer les tractions rythmées.

Dès que le malade a repris connaissance, le mettre dans un lit en tenant les fenêtres ouvertes.

Le premier soin à prendre lorsqu'il s'agit de porter secours à un asphyxié par le charbon ou le gaz, c'est de casser les carreaux de la fenêtre du dehors au dedans, soit en lançant des cailloux, soit en se servant d'une canne manœuvrée de l'appartement contigu. Ouvrir ensuite la porte pour établir un courant d'air et pénétrer dans la pièce en se couvrant la bouche avec un linge imbibé de vinaigre.

Si l'asphyxie a été produite par le gaz, il va de soi qu'il faut pénétrer dans la chambre sans lumière.

Dans une fosse d'aisance, le gaz, étant plus lourd que l'air, ne monte pas à la surface. Dans ce cas, si l'on doit porter secours à un asphyxié, il faut chasser d'abord le gaz en tirant des coups de feu dans la fosse, en y jetant des bottes de paille ou encore en y descendant, pour en ressortir rapidement, avec un parapluie ouvert. Ceci fait et le gaz s'étant échappé en partie, descendre dans la fosse en tenant sur sa bouche un mouchoir imbibé de vinaigre, et après s'être fait attacher par une forte corde. Une bonne précaution à prendre consiste à tenir en main une ficelle qu'une personne restée au bord de la fosse tient de son côté. Par ce moyen, en tirant sur la ficelle, on indique qu'il faut se faire remonter.

Il est assez fréquent, en effet, que, pour sauver un asphyxié, deux ou trois personnes tombent à leur tour, parce qu'elles n'ont pas pris les précautions élémentaires que nous indiquons.

Asphyxie par la foudre et l'électricité. — Lorsque la foudre tombe, des personnes peuvent être foudroyées sur le coup ou simplement asphyxiées. Si elles sont foudroyées, essayer au moyen de tractions rythmées de la langue de les ramener à la vie. Si elles sont asphyxiées, les dépouiller au plus vite de leurs vêtements ; les flageller avec un mouchoir trempé dans l'eau froide, puis procéder aux tractions rythmées.

Un moyen original, mais qui réussit parfaitement, c'est d'irriter violemment le rectum. Pour cela, coucher le blessé sur le côté, introduire l'index dans le rectum et tirer fortement en arrière et recommencer à plusieurs reprises ce petit exercice.

Une personne est-elle atteinte par un courant passant dans un fil électrique, il faut écarter le fil avec un bâton ou une canne en prenant la précaution que ce fil n'atteigne pas le visage ou d'autres parties nues du corps de la victime. La déshabiller ensuite, la flageller comme il a été dit, maintenir des compresses froides sur la tête, pratiquer les tractions rythmées de la langue et donner à boire du café chaud.

RAGE

Si vous êtes mordu par un chien enragé, il faut immédiatement faire une ligature très serrée *au-dessus* de la morsure, laisser saigner la plaie et la laver en l'entourant d'une bande non serrée et trempée dans l'ammoniaque. La plaie peut aussi être cautérisée par le thermo-cautère, mais ceci n'est qu'une précaution, et il ne faudrait pas en déduire, selon la légende, qu'une personne mordue par un chien enragé n'a qu'à se brûler avec un fer rouge pour être immunisée.

La durée d'incubation de la rage varie entre vingt et quatre-vingt-dix jours ; ainsi après un délai de trois mois les personnes mordues et qui n'ont ressenti aucun symptôme peuvent se considérer comme indemnes. Mais ce serait folie d'attendre l'expiration de ce délai. Quelles que soient les précautions prises, il faut se rendre à l'Institut Pasteur le plus proche.

Institut Pasteur. — L'examen du cerveau et du bulbe du chien permet de reconnaître si la bête était atteinte de la rage. Il est donc utile de faire autopsier le chien et d'emporter le cerveau, conservé non dans de l'alcool mais dans de la glycérine.

A l'institut Pasteur, le traitement est gratuit, on peut s'y présenter tous les jours avant 10 heures du matin, muni des pièces de l'état civil. Quand même le chien ne serait pas enragé, mais simplement suspect, il faut se rendre à l'institut Pasteur, le traitement n'ayant aucun inconvénient pour la santé.

Des Instituts Pasteur existent à Paris, Bordeaux, Lille, Marseille, Montpellier, Tours, Saïgon, etc.

SANGSUES

La sangsue est un ver aquatique dont le corps est formé d'un grand nombre d'anneaux élastiques qui ont la propriété de se distendre ou de se resserrer. L'une des extrémités de ce ver se termine par une partie légèrement aplatie et creusée; c'est son anus, dont il se sert pour se fixer. L'autre extrémité, plus étroite et plus allongée, porte trois petites mâchoires cartilagineuses, ce qui explique que la plaie ouverte par la sangsue soit triangulaire.

Ces menus détails ont leur utilité si l'on ne veut pas se tromper en mettant des sangsues. C'est donc par l'extrémité la plus fine, c'est-à-dire celle qui porte la bouche, que le ver doit être présenté sur la peau.

Les sangsues peuvent être placées sur toutes les parties du corps, sauf pourtant sur le trajet des veines et sur les parties enflammées de l'épiderme. L'endroit choisi doit être savonné soigneusement et lavé ensuite à l'eau tiède, car les sangsues ne mordent que les parties saines et sans odeur. Il faut donc éviter la présence des parfums.

L'application se fait de la manière suivante : essuyer d'abord la sangsue dans un linge très fin, la frotter légèrement pour l'exciter à mordre ; la mettre ensuite dans un verre à liqueur, la bouche en avant ; appliquer le verre sur la peau et le maintenir jusqu'à ce que la sangsue se soit attachée.

Il faut procéder ainsi isolément pour chaque sangsue ordonnée par le médecin ; présentées ensemble, elles mordraient plus difficilement.

A défaut de verre, vous pouvez prendre une coquille de noix, mais un objet transparent est toujours préférable.

Quand il s'agit d'alléger de sang un point nettement défini, l'anus, par exemple, ou les gencives, la sangsue, la tête en avant, est placée dans une seringue en verre ou dans une carte roulée.

Dans le premier cas, vous actionnez le piston de la seringue ; dans le second, vous poussez l'animal avec un porte-plume pour l'obliger à sortir. Dès que la sangsue est attachée, il ne faut plus la toucher mais veiller simplement à ce qu'elle ne change pas de place. La succion dure de trente à soixante minutes ; alors les sangsues tombent d'elles-mêmes. Pour les détacher avant qu'elles ne soient complètement gorgées, il suffit de les saupoudrer d'un peu de sel marin.

La plaie saigne encore après l'opération ; pour arrêter l'effusion, vous la lavez avec du coton hydrophile imbibé d'eau chaude. Si ce moyen demeure inefficace, appliquez sur la plaie un morceau d'amadou comprimé par une bande ; si ce nouvel essai ne vous donne encore aucun résultat, taillez en pointe, à l'aide d'une paire de ciseaux passée à l'eau boriquée, un petit morceau d'amadou, l'introduire dans la plaie et recouvrir de trois rondelles d'amadou serrées par une bande. Enfin, si l'écoulement du sang persiste, malgré tout, après avoir saupoudré la plaie de poudre d'antipyrine, la recouvrir de coton hydrophile que vous comprimez en serrant avec une bande.

Il faut bien se garder d'employer, comme on le fait trop souvent à la campagne, de la toile d'araignée, de la cendre de cigare, etc. De pareilles applications peuvent amener de la suppuration.

Si, au contraire, il est recommandé de continuer la coulée du sang, mettre des cataplasmes de farine de lin ou laver la plaie avec de l'eau tiède.

Une sangsue moyenne prélève 15 ou 20 grammes de sang environ.

Il se peut que pendant plusieurs jours après l'opération une auréole violette ou noire entoure la morsure ; ne vous en préoccupez pas, ce n'est qu'un peu de sang infiltré sous la peau et qui disparaîtra de lui-même.

SAVONS

Les savons se divisent en deux sortes : les mous, appelés savons noirs ou verts, à base de potasse, et les durs, à base de soude, de chaux ou de plomb.

Les plus employés sont ceux à base de soude, et

le meilleur est sans contredit le savon de Marseille.

On fabrique aujourd'hui quantité de savons antiseptiques, les uns à l'acide borique, les autres au sublimé, à l'ichtyol, etc, etc. ; aucun d'eux n'est supérieur au savon de Marseille.

A titre de curiosité, nous allons indiquer comment il faut se laver les mains pour les rendre aseptiques.

Après s'être nettoyé les ongles avec un cure-ongles en os ou en ivoire, — ceux en métal se désinfectent plus facilement, mais ils éraillent l'épiderme, — se savonner les mains, les brosser sur toutes les parties avec une brosse assez dure, recommencer une fois encore le savonnage et le brossage et laver à grande eau. Se passer ensuite les mains dans de l'alcool, les plonger dans de l'eau stérilisée ou dans une solution de sublimé à 1 %, les retirer et ne pas les essuyer. Si l'on est appelé à ne faire qu'un petit pansement, le brossage, le savonnage et le lavage à l'eau boriquée suffisent largement.

SINAPISMES

Délayer la farine de moutarde dans de l'eau froide afin d'obtenir une bouillie molle que l'on enferme dans une mousseline.

Préparés ainsi, ces sinapismes sont actifs, mais dans la pratique courante on emploie le sinapisme Rigollot.

Ce remède, qui consiste en une feuille de papier enduite d'une couche de farine de moutarde, est rendu utilisable en le mettant simplement dans une assiette emplie d'eau froide. On l'y laisse tremper quelques minutes pour que la réaction commence; on évite ainsi la sensation désagréable que produirait l'application d'un sinapisme froid.

Pour que le remède produise un effet certain, il est bon de laver la place désignée avec du savon et de l'eau chaude et d'y passer ensuite de l'alcool ou de l'eau de Cologne.

Il est prudent aussi de fixer le sinapisme avec une bande, afin qu'il ne se déplace pas et adhère bien.

Les sinapismes peuvent être appliqués sur toutes les parties du corps, sauf sur le visage.

Le sinapisme doit demeurer en place tant que le malade peut supporter la sensation de brûlure, toutefois il ne faut l'enlever qu'autant que la peau est bien rouge.

Si ce remède doit être appliqué à une personne ayant perdu connaissance, il est nécessaire de soulever de temps en temps un coin du sinapisme pour se rendre compte de l'effet produit; à défaut de cette précaution on risquerait de provoquer une escarre.

D'après une croyance populaire, le malade sur lequel les sinapismes ne prennent pas serait en danger de mort. Le cas heureusement est moins grave; si le sinapisme n'agit pas, c'est qu'il n'a pas été trempé dans de l'eau froide ou que la peau n'a pas été rigoureusement nettoyée avant l'application.

SUPPOSITOIRES

Les suppositoires sont fabriqués généralement sous forme de cônes enveloppés d'une feuille de papier d'étain qui, n'ayant pour but que de les isoler, doit être retirée avant l'usage du médicament.

Pour introduire un suppositoire dans l'anus, il suffit de faire un petit effort qui oblige le rectum à s'ouvrir. Une fois introduit, le suppositoire fond à l'intérieur et il n'y a plus à intervenir.

Ces indications, qui pourraient paraître superflues, ont leur raison d'être, car il nous est arrivé souvent de voir des malades manger des suppositoires ou les placer dans l'anus sans les débarrasser de la feuille d'étain qui les recouvre.

Les suppositoires de glycérine ne sont presque jamais enveloppés dans une feuille d'étain ; ils s'emploient donc tels qu'ils sont délivrés par le pharmacien.

Ce médicament renferme souvent des agents très actifs, tels que la morphine, l'opium, la cocaïne ; or, comme la muqueuse intestinale absorbe les produits beaucoup plus facilement que la muqueuse stomacale, il faut s'en tenir strictement aux ordres du médecin, en ce qui concerne la quantité.

TISANES

Depuis Hippocrate, qui prescrivait toujours l'eau d'orge, les tisanes ont été très employées pendant longtemps, mais depuis la découverte des médicaments chimiques, elles sont tombées en désuétude et cela est à notre avis fort regrettable.

En dépit de la difficulté de les conserver plus d'un jour ou deux, elles ont l'avantage, lorsqu'elles sont bien préparées, de ne pas fatiguer l'estomac et d'être beaucoup plus actives qu'on ne le suppose généralement.

Certaines tisanes diurétiques par exemple produisent plus d'effet que les préparations chimiques, mais il faut reconnaître qu'elles sont presque toujours mal faites. On se contente la plupart du temps de jeter la plante dans l'eau chaude, de l'y laisser quelques instants, de passer le liquide et de le boire.

Or, la préparation des tisanes nécessite des connaissances particulières, cette préparation variant avec la plante dont on se sert.

D'une façon générale, en dehors des tisanes obtenues par simple solution ou macération, on doit faire tremper la plante dans l'eau froide pendant une demi-heure au moins, puis porter le tout à l'ébullition ; dès que le liquide commence à bouillir, on retire du feu et on met un couvercle sur le récipient.

Les tisanes préparées de cette façon renferment la majeure partie des principes actifs de la plante ; en effet, lorsqu'on jette cette dernière dans l'eau chaude les matières albuminoïdes qu'elle renferme sont immédiatement coagulées par la chaleur et ne se dissolvent plus dans l'eau ; avec la macération préalable dans l'eau froide, ces matières, qui constituent souvent des éléments précieux, sont dissoutes par l'eau et ne se coagulent plus lorsqu'on élève peu à peu la température.

Si nous insistons sur ce procédé, c'est que toutes les tisanes usuelles, feuilles d'oranger, camomille, tilleul, verveine, etc., en général toutes celles à base de feuilles et de fleurs, devraient être préparées de cette façon. Il faut avouer qu'on ne le fait jamais ;

elles sont préparées à la hâte et ne produisent aucun effet.

Les vases de faïence et de porcelaine doivent être préférés aux vases métalliques.

Les autres procédés de préparation sont :

1° La Solution. — Vous n'avez qu'à faire dissoudre le produit dans l'eau froide. Par exemple, vous prenez une cuillerée à soupe de sirop de groseille ou de framboise et vous le délayez dans un demi-litre d'eau froide ; la tisane est faite. De même pour les tisanes d'acide citrique, tartrique, lactique.

2° La Macération. — La substance est lavée et laissée dans l'eau froide six à douze heures. A l'aide d'une passoire ou d'un linge fin, vous passez le liquide et vous buvez.

Ce procédé s'applique aux substances qui s'altèrent par la chaleur ou dont l'élément actif se dissout dans l'eau froide.

3° L'Infusion. — Dans l'eau portée à l'ébullition, on met le médicament, on couvre le vase et on passe le liquide au bout de vingt minutes.

4° La Digestion. — C'est une infusion prolongée qui s'obtient en laissant la tisane sur un feu doux, après ébullition pendant une heure environ.

5° La Décoction. — La plante est mise à bouillir dans l'eau pendant une heure ; en raison de l'évaporation, il est nécessaire de mettre un litre et demi d'eau dans le récipient pour obtenir un litre de tisane.

Pour certaines substances, l'emploi de deux ou trois de ces procédés est nécessaire, nous les présenterons à leur mode de préparation.

Tisane de Goudron. — Pour un litre d'eau distillée, vous prenez 5 grammes de goudron végétal et 15 grammes de sciure de bois. Dans un vase de faïence vous placez d'abord le goudron, que vous saupoudrez avec la sciure de bois en l'éparpillant de façon à ce que le goudron soit bien divisé. L'eau est versée ensuite et vous laissez en contact pendant vingt-quatre heures, en agitant de temps en temps. L'emploi de l'eau de pluie ou de l'eau distillée est indispensable pour empêcher la formation d'hydrogène sulfuré qui donnerait à la tisane l'odeur d'œuf pourri.

Normalement la tisane de goudron doit être acide et légèrement amère.

Nous conseillons de rejeter toutes les préparations faites à l'avance, qui sont généralement obtenues à l'aide de produits chimiques; leur efficacité est moins grande que l'eau de goudron faite d'après les indications ci-dessus, et qui sont celles du Codex.

A défaut de balance, il suffit de mettre deux cuillerées à dessert de goudron pour cinq cuillerées de sciure de bois.

Eau de Gentiane, Quassia Amara, Rhubarbe. — Ces trois tisanes se préparent de la même façon, en laissant macérer pendant quatre heures 5 grammes de l'un des produits dans un litre d'eau.

La dose peut être augmentée sans inconvénient.

Tisane de Gomme ou Eau Gommée. — Laver 20 grammes de gomme arabique, faire dissoudre dans un litre d'eau et passer.

Tisane de Réglisse. — Faire macérer 10 grammes de racine de réglisse pendant six heures dans un litre d'eau et passer.

Tisane de Bourrache. — D'après notre procédé, il faut faire macérer 10 grammes de fleurs de bourrache dans un litre d'eau froide pendant une demi-heure et portez ensuite doucement à l'ébullition. Couvrir le vase, laisser infuser une demi-heure et passer au travers d'un linge fin.

On procédera de même pour les tisanes suivantes :

Anis vert,	Lierre terrestre,
Armoise,	Lin,
Buchu,	Stigmate de maïs,
Capillaire,	Fleurs de mauve,
Chicorée,	Pensées sauvages,
Coca,	Roses rouges,
Eucalyptus,	Tilleul,
Fumeterre,	Valériane,
Racine de guimauve,	Violettes,
Fleurs de guimauve,	Ronces,
Houblon,	Sureau,
Jaborandi,	Centaurée.

Procéder aussi de même pour la tisane de : (5 grammes pour un litre d'eau).

Fleur d'oranger,	Coquelicot,
Absinthe,	Fleurs pectorales,
Bouillon blanc,	Mélisse,
Bourrache (fleur),	Menthe,
Camomille,	Sauge.

La proportion de 5 grammes est celle qu'indique le Codex, mais il vaut mieux la porter à 10 grammes.

Tisane de safran. — Faire macérer pendant une demi-heure 20 centigrammes de safran, dans 100 grammes d'eau, puis infuser pendant une demi-heure encore.

Tisane de citron ou de limonade commune. — Découper deux citrons en tranches, en enlever les pépins, jeter les tranches dans un litre d'eau bouillante, les laisser infuser pendant une heure, y ajouter 70 grammes de sucre et passer le liquide.

Tisane de saponaire. — Faire macérer pendant une demi-heure 20 grammes de saponaire dans un litre d'eau, porter à ébullition; laisser infuser pendant deux heures et passer. Appliquer le même procédé aux tisanes suivantes :

Asperge,	Patience,
Douce amère,	Bourgeons de pin,
Racine de fraisier,	Ratanhia.

Tisane de quinquina. — Dans 1 litre d'eau portée à ébullition, faire bouillir 10 grammes de quinquina gris, jaune ou rouge, jusqu'à réduction à un demi-litre, et passer.

Cette préparation constitue un excellent fortifiant et fébrifuge qui n'irrite pas l'estomac comme le vin, et qui peut se donner à tous les malades, même ceux qui souffrent de l'estomac.

Tisane de salsepareille. — Faire macérer 50 grammes de salsepareille dans un litre et demi d'eau pendant deux heures; mettre alors le tout sur le feu. Dès que l'ébullition commence, retirer du feu et laisser digérer dans un endroit chaud. Lorsque la préparation a déposé, décanter pour obtenir un litre de tisane.

Tisane de chiendent. — Dans un litre et demi d'eau, faire bouillir 20 grammes de racine de chiendent, jusqu'à réduction à un demi-litre.

On prépare de la même manière la tisane de canne de Provence. En résumé, les feuilles et les fleurs doivent être macérées ou infusées à la dose de 10 grammes par litre de tisane.

Quant aux racines, sauf toutefois celles de gentiane, de réglisse et de salsepareille, elles doivent être préparées par décoction et à la dose de 20 grammes par litre.

URTICATION

Il était d'usage autrefois, lorsque l'on voulait produire l'urtication sur telle ou telle partie du corps, de flageller le malade avec des orties tenues avec des gants.

Cette pratique est tombée en désuétude, et la médecine moderne l'a remplacée par les procédés suivants :

VENTOUSES

Les ventouses sont sèches ou scarifiées ; nous ne parlerons pas de ces dernières, qui doivent toujours être appliquées par le médecin ; mais des premières, qui sont d'un grand secours en cas de douleurs, rhume, bronchite, pleurésie, et dont il est indispensable de connaître l'application.

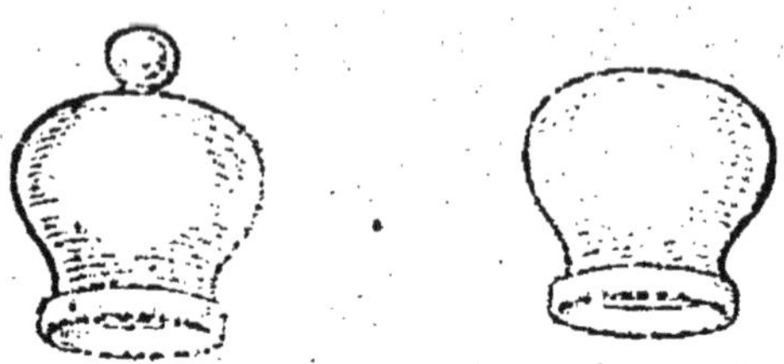

Les ventouses se composent de verres spéciaux mais à la rigueur un verre ordinaire, un pot de pommade peuvent servir de ventouse.

Une première précaution consiste à appliquer à vide le verre sur l'endroit où vous voulez appliquer la ventouse, afin de bien constater que les bords adhèrent à la peau de tous côtés et ne laissent à l'air aucun passage. La fermeture doit être, en effet, absolument hermétique, autrement vous risquez de brûler le malade, et inutilement, car la peau ne s'élèverait pas. Ceci fait, vous prenez un petit morceau de papier de soie plié en quatre; vous tortillez le point de jonction des plis en écartant ceux-ci. Vous allumez et vous le mettez dans le verre renversé; vous appliquez ensuite celui-ci sur la peau.

La crainte de brûler le malade fait hésiter bien des personnes, c'est pour cela qu'il est nécessaire d'agir rapidement et de faire adhérer complètement le verre à la peau. Dès que l'air ne pénètre plus sous le récipient, le papier cesse de se consumer et tout danger de brûlure est écarté. Si la ventouse doit être placée à un point précis de l'épiderme, il faut d'abord mettre le verre en place, le soulever légèrement et glisser rapidement le papier plié en quatre et allumer entre la peau et le verre.

Tel est le procédé le plus simple et le plus pratique pour l'application des ventouses; il en est d'autres.

Le verre peut être légèrement chauffé, soit en l'exposant renversé à la flamme d'une lampe à alcool, soit en versant à l'intérieur quelques gouttes d'alcool que l'on enflamme. Dans ce cas, la quantité d'alcool doit être minime, de façon à ce que, lorsqu'on retourne le verre, il ne puisse pas couler sur la peau un peu d'alcool enflammé.

Un autre procédé assez pratique consiste à promener, dans l'intérieur du verre, un petit tampon d'*ouate ordinaire*, préalablement imbibé d'alcool et enflammé. Ce petit tampon peut être assujetti à l'extrémité d'un porte-plume.

Il est bien recommandé de se servir d'ouate ordinaire, le coton hydrophile brûlant trop rapidement.

En général, les ventouses sont laissées en place jusqu'à ce qu'elles tombent d'elles-mêmes, mais au bout de cinq minutes on peut les détacher; pour cela, il suffit d'appuyer l'index sur le bord du verre et de le soulever doucement pour permettre à l'air de pénétrer.

A la suite de l'application des ventouses, la peau prend souvent une teinte violacée, mais il n'y a pas lieu de s'inquiéter.

Il existe des verres à ventouses que l'on pourrait appeler automatiques, dont l'application rend inutile l'emploi du papier allumé. Le plus simple de ces appareils est formé d'une capsule de caoutchouc. On appuie sur la capsule que l'on déprime ainsi sur la peau jusqu'à l'embouchure de la ventouse, puis on laisse le réservoir reprendre sa forme première; le vide étant fait, la peau monte dans l'appareil.

Au lieu d'une simple capsule en caoutchouc, on fait usage aussi d'une poire qui s'adapte sur un verre à ventouses. Ce second appareil s'emploie comme le précédent.

M. Capron a construit une ventouse composée d'une boule de caoutchouc munie de deux soupapes, l'une aspirante, l'autre foulante ; cette boule est vissée, à l'aide d'un robinet, sur un verre à ventouses.

Pour en faire usage, il suffit de presser sur la boule de caoutchouc et d'appliquer le verre sur la peau. Dès qu'on cesse la pression, une aspiration monte dans le verre ; on ferme alors le robinet.

Si l'on veut faire une autre aspiration, on ouvre le robinet et on retire la poire.

L'application des ventouses remonte aux temps les plus reculés. Autrefois on se servait d'une corne de bœuf dans laquelle on faisait le vide en aspirant par la petite extrémité. Les ventouses présentent de grands avantages parce qu'en cas de douleurs vives ou d'étouffements, elles peuvent être appliquées sans retard, au moyen d'un verre et d'un simple morceau de papier fin, et qu'elles remplacent utilement les liniments, les cataplasmes sinapisés, voire les vésicatoires.

VÉSICATOIRES

Le meilleur vésicatoire est celui que le pharmacien prépare en étendant de l'onguent vésicant sur du diachylon. En langage pharmaceutique on le nomme vésicatoire fait au pouce.

Les vésicatoires étant ordonnés très rarement, il faudrait excuser le pharmacien qui n'en aurait pas. Il est bon de faire mettre sur le vésicatoire deux bandes de diachylon placés en croix et qui permettent de bien l'appliquer et l'empêchent de bouger.

Avant l'application il est indispensable de laver la peau avec du savon et de l'eau chaude et de sécher soigneusement la place. Si celle-ci est recouverte de poils, il faut les raser ; enfin, s'il s'agit d'une partie qui n'est pas plane, il faut entailler le vésicatoire sur les bords, de façon qu'il adhère parfaitement.

Pour faire tenir le vésicatoire, le mieux est de le presser momentanément avec la paume de la main, ensuite on le recouvre d'ouate et on l'immobilise avec un bandage.

Ne jamais omettre de demander au médecin combien de temps le vésicatoire devra demeurer appliqué, car selon la durée de l'application l'effet varie.

On peut le laisser de trois à vingt heures, mais la moyenne habituelle est de six heures.

Le moment venu d'enlever le vésicatoire, on le soulève délicatement par un coin, de manière à ne pas crever l'ampoule, puis on perce celle-ci avec la pointe d'une paire de ciseaux préalablement trempée dans de l'eau boriquée avec un peu d'alcool ou d'eau de Cologne. Le liquide est recueilli dans une soucoupe. Si le liquide ne s'écoulait pas, il faudrait alors appliquer un cataplasme de fécule tiède et le laisser quelque temps. S'il s'était formé plusieurs ampoules, on les percerait les unes après les autres, et si la cloque était mal formée on la provoquerait par l'application d'un cataplasme de farine de lin.

Le pansement se fait en laissant l'épiderme soulevé et en le recouvrant d'une feuille de papier brouillard enduit de cold-cream frais ou de vaseline.

A défaut de papier brouillard, on peut utiliser un linge fin que l'on recouvre d'ouate et d'une bande. Lorsque le papier ou le linge est collé, on l'imbibe avec de l'eau bouillie ou légèrement boriquée ; cela permet de l'enlever sans douleur.

Au bout de cinq à six jours l'épiderme s'est reformé, il ne reste plus qu'une rougeur que l'on garantit avec de l'ouate.

Avant d'appliquer le vésicatoire, il est bon de le camphrer, afin d'atténuer l'effet de la cantharide sur la vessie. Il faut aussi veiller à ce que le malade urine ; s'il n'urinait pas, on rétablirait cette fonction en lui faisant boire de la tisane de frêne ou de queues de cerises.

En raison même de l'action produite par un vésicatoire sur l'appareil urinaire, il est prudent de prendre l'avis du médecin.

Pour les jeunes enfants, il est souvent utile de placer un papier brouillard entre le vésicatoire et la peau ; ce papier est fixé au moyen d'huile camphrée étendue sur l'onguent.

Lorsqu'il est nécessaire que l'action du vésicatoire se prolonge, on coupe entièrement l'ampoule au moyen de ciseaux préalablement stérilisés, on recouvre la plaie au moyen d'un linge fin enduit de vaseline et, au bout de deux jours, on applique de la pommade épispastique ou de la pommade au garou. Cette pommade doit être prise avec un peu de coton hydrophile et étalée sur un linge fin de la grandeur du vésicatoire ; on la renouvelle toutes les vingt-quatre heures, en prenant soin, chaque fois, de laver la plaie et les alentours avec de l'eau bouillie tiède.

La meilleure manière de laver la plaie consiste à placer au-dessous d'elle du coton hydrophile et une serviette éponge qui absorbent l'eau tiède versée au moyen d'un tampon d'ouate hydrophile imbibée et pressée entre les doigts. Les doigts ne doivent jamais toucher la plaie.

Les pommades que nous venons de désigner peuvent être remplacées par du papier épispastique d'Albespeyres.

Lorsqu'on veut sécher la plaie, il suffit de cesser l'emploi de la pommade ou du papier et de faire le pansement avec de la vaseline ou du cold-cream.

VÉSICATOIRE MORPHINÉ

Après avoir forcé l'ampoule, enlever une petite partie d'épiderme, répandre sur cette partie mise à nu de la poudre de morphine délayée dans une goutte d'eau et faire le pansement habituel.

Si l'emploi de la morphine doit être continué, enlever le lendemain une autre partie d'épiderme et procéder comme il vient d'être dit.

Ce genre de vésicatoire ne peut être pratiqué qu'après ordonnance du médecin.

MOUCHE DE MILAN

La mouche de Milan s'emploie comme le vésicatoire ; elle est vendue insérée dans un taffetas plié en deux. Il est bon, avant d'en faire l'application, d'étendre l'onguent sur toute la surface du taffetas.

La mouche de Milan doit rester en place pendant vingt-quatre heures ; on la panse comme le vésicatoire.

AMMONIAQUE ET CHLOROFORME

L'ammoniaque peut servir de révulsif. Appliquer sur la peau un tampon de coton imbibé de ce liquide et recouvrir d'un verre à liqueur.

Le chloroforme, fort employé dans les cas de douleurs violentes, s'applique comme l'ammoniaque.

Ces produits sont caustiques et forment facilement une plaie ; il faut donc surveiller leur application.

TEMPÉRATURE

La température normale chez l'homme varie entre 36 et 37 degrés.

Prendre avec soin la température d'un malade est d'une importance capitale, car cette indication est la plus précieuse pour le diagnostic du médecin.

La température s'inscrit au moyen de deux sortes de thermomètres spéciaux : ceux à mercure, dont on doit lire les degrés sans les retirer de l'endroit du corps où ils ont été placés ; et ceux à maxima, dont on peut lire les degrés après coup. Ce sont ces derniers qui sont le plus généralement employés.

Les thermomètres ordinaires qui donnent la température des habitations et ceux qui permettent de calculer la chaleur d'un bain ne sauraient servir à déterminer la température d'un malade.

Il faut des thermomètres fabriqués spécialement en vue des soins médicaux et qu'on prend soin d'enfermer dans un étui.

Avant d'appliquer cet instrument, il faut avoir soin de faire descendre le mercure au-dessous du chiffre moyen 35°.

Pour cela on tient le thermomètre de la main droite et, par le sommet, c'est-à-dire du côté opposé au réservoir, on imprime à plusieurs reprises un coup sec dans le vide et le mercure descend alors dans le réservoir. Il ne faut pas toutefois mettre trop de force dans le déclanchement du bras, car le mercure, en descendant trop brusquement, pourrait briser l'ampoule de verre.

Une fois bien essuyé, le thermomètre est prêt à fonctionner.

La température se prend *sous l'aisselle, dans le rectum, dans la bouche* ou *dans la main*.

Température sous l'aisselle. — Après avoir essuyé l'aisselle avec du coton hydrophile ou un linge fin, pour faire disparaître toute humidité, on y place, bien au creux, le réservoir du thermomètre que le malade retient lui-même en fermant le bras sur la poitrine. La température exacte est connue lorsque la colonne de mercure demeure immobile pendant une minute au moins. L'opération demande un quart d'heure.

Température dans le rectum. — Le réservoir du thermomètre est introduit dans l'anus, à une profondeur de 3 ou 4 centimètres, après avoir été enduit de vaseline ou d'huile.

La meilleure méthode consiste à faire coucher le

malade sur le côté, la jambe inférieure reposant, allongée, sur le lit, l'autre à demi fléchie.

Cette opération exige une complète immobilité, car tout mouvement brusque risquerait de briser l'ampoule et d'amener une blessure interne. Donc, si le malade est agité, mieux vaut prendre la température sous l'aisselle.

Cinq minutes suffisent à connaître la température dans le rectum.

Température dans la bouche. — Le réservoir de l'instrument étant placé dans la bouche, le malade ferme les lèvres et doit s'astreindre à respirer par le nez, pendant les *dix minutes* que demande la prise de température.

Température dans la main. — Placé au centre de la paume, le réservoir est enveloppé par les doigts refermés.

La durée de l'application doit être au moins d'*un quart d'heure*.

Pour avoir des données exactes, la température doit être prise aux mêmes heures, entre 7 heures et 9 heures du matin et à la même heure le soir.

Lorsque le thermomètre marque 42° ou descend au-dessous de 34°, la mort est proche.

Il est difficile parfois de lire la hauteur des degrés sur les thermomètres médicaux formés d'un tube capillaire. Le mieux est de se placer face à la fenêtre, en tenant l'instrument par les deux extrémités, de l'incliner du côté du réservoir, de l'abaisser d'un côté ou de l'autre, de manière à se rendre compte exactement où s'arrête la colonne de mercure.

Le nombre des degrés doit être inscrit immédiatement sur une feuille de température que l'on peut établir soi-même de la façon suivante :

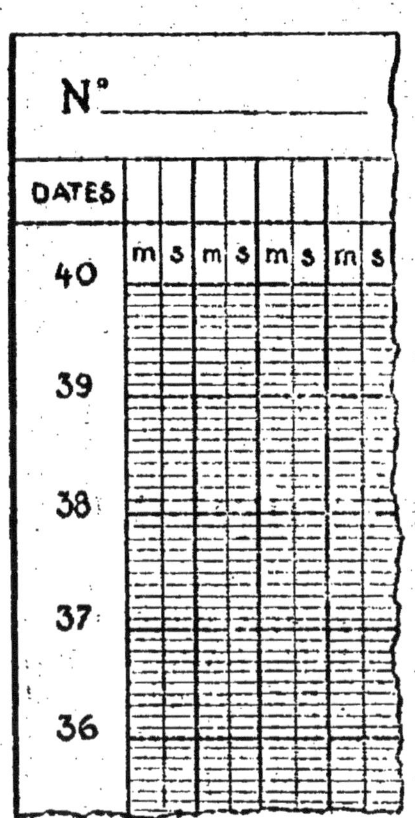

En tête d'une page de papier blanc quadrillé écrire la date et les lettres M. et S., qui signifient « Matin et Soir »; sur le côté gauche inscrire les degrés à partir du chiffre 36 et diviser les intervalles compris entre les lignes de degrés en dix parties pour permettre de noter les subdivisions, comme l'indique l'exemple ci-contre.

Sur ces lignes de subdivisions marquer par un point le degré de température matin et soir; en reliant alors par un trait les points successivement obtenus, on verra se dessiner clairement la courbe de la température.

Il ne faut jamais omettre d'indiquer si la température a été prise sous l'aisselle ou dans le rectum, car, dans le second cas, la chaleur est plus forte de cinq dixièmes, ce qui équivaut à dire que 38°5 dans le rectum correspondent à 38° sous l'aisselle.

Chaque fois qu'on a fait usage de l'instrument, le laver soigneusement dans de l'eau de savon ou dans de l'eau de Cologne.

Nous insistons auprès des mamans sur l'utilité pour elles de savoir prendre habilement la température.

Tant qu'elle ne dépasse pas 38° il n'y a pas à s'inquiéter ; quand elle s'élève au-dessus, il y a urgence à appeler le médecin.

TEINTURE D'IODE

La teinture d'iode s'applique ordinairement à l'aide d'un pinceau, mais il faut éviter de tremper le pinceau directement dans le flacon d'iode, d'abord parce qu'on risque de se tacher les mains, le goulot étant trop petit pour permettre au pinceau d'entrer facilement, ensuite parce que l'on déposerait ainsi dans le flacon les crasses et les sécrétions de la peau.

Il est préférable de verser la quantité d'iode nécessaire dans un verre à liqueur et de tremper le pinceau dans ce récipient.

Peindre uniformément la peau à l'endroit prescrit, et passer trois ou quatre couches, de façon à obtenir une coloration d'un brun noirâtre. Laisser sécher à l'air et recouvrir d'une feuille de coton hydrophile.

Si la teinture d'iode doit être appliquée à un endroit précis, il est bon d'entourer cet endroit d'une couche de vaseline.

Ce qui peut rester de liquide dans le verre ne doit pas être remis dans le flacon pour la raison que nous venons d'indiquer.

La teinture d'iode doit être conservée à l'abri de l'air et de la lumière.

Ce révulsif s'emploie souvent sous forme de badigeonnage à l'intérieur de la gorge ; dans ce cas particulier, vous fabriquez vous-même un pinceau avec un morceau de bois à l'extrémité duquel vous enroulez du coton hydrophile. Vous pouvez ainsi renouveler le coton à volonté et éviter le danger d'infecter la gorge, ce qui est à craindre si vous vous servez à plusieurs reprises du même pinceau.

Chez les enfants, il faut passer la teinture d'iode légèrement pour qu'elle ne produise pas l'effet d'un vésicatoire.

Si, malgré les précautions prises, il se forme une ampoule, vous la percez et vous faites le pansement avec de l'ouate et de la vaseline.

Enfin, si la teinture d'iode soulevait l'épiderme, il serait facile d'atténuer cet effet excessif en recouvrant la place de poudre de riz ou mieux encore avec du coton hydrophile enduit de vaseline.

Note importante. — La teinture d'iode se conserve intacte au plus trois semaines ; au bout de ce temps, il se forme un acide iodhydrique qui la rend caustique. Aussi lorsque la teinture d'iode provoque une douleur très vive, c'est la marque certaine qu'elle n'était pas fraîche.

Taches. — On fait disparaître les taches de la teinture d'iode avec de l'hyposulfite de soude ou de l'iodure de potassium.

Un procédé plus simple consiste à se laver avec un peu d'ammoniaque.

On peut remplacer la teinture d'iode par le coton iodé.

L'application doit se faire de la manière suivante:

Frotter l'endroit prescrit avec de l'alcool et sécher, mettre ensuite une couche assez épaisse de coton iodé; recouvrir de flanelle, puis de taffetas gommé.

Nous conseillons d'employer ce révulsif dans la journée, car, la nuit, pendant le sommeil, le coton peut changer de place ou produire une plaie.

URINES

Toute personne soucieuse de sa santé devrait faire analyser ses urines par son pharmacien au moins deux fois par an. Combien de diabètes, d'albuminuries inconnues auraient pu facilement guérir par des soins appropriés, s'ils avaient été décelés au début.

D'ailleurs, l'analyse des urines prend de plus en plus la place à laquelle elle a droit, et il y a peu de médecins qui ne la demandent pas dès leur arrivée au chevet du malade.

Pour les gens bien portants, l'analyse est urgente lorsque l'urine se modifie; il est donc indispensable de bien connaître les caractères de l'urine normale.

Consistance. — La consistance de l'urine est presque celle de l'eau. Elle mousse assez fortement lorsqu'elle est agitée dans un flacon à demi rempli ou lorsque elle est émise à plein jet dans un vase ou sur un sol rempli de petits cailloux.

Beaucoup de personnes s'effraient si leur urine mousse. C'est un tort. Pour qu'il y ait maladie, et cela n'est pas encore certain, il faut que la mousse soit très abondante et très persistante.

Transparence. — L'ur'ne, à l'émission, doit être transparente.

Si elle était trouble, il serait nécessaire de s'en préoccuper. Si, en hiver, dans une pièce froide, elle devient boueuse, avant de s'en émouvoir il est bon de la transporter dans une pièce chaude. Dans le cas où elle ne s'éclaircirait pas, il est prudent de faire faire une analyse et de consulter le médecin.

Couleur. — La couleur de l'urine est excessivement variable. L'urine du matin est plus colorée que celle de la journée ; après les repas, elle est d'autant plus claire que l'on a bu davantage. En cas d'émotion et dans certaines maladies nerveuses, elle peut avoir absolument l'aspect de l'eau. L'urine est jaune après l'absorption de la rhubarbe, rouge si vous avez mangé des mûres.

Lorsqu'elle renferme du sang, la teinte est groseille ou rouge grenat. Elle est jaune foncé ou verte, ou brunâtre dans les maladies de foie.

Nous n'insistons pas davantage. Si l'urine n'est pas normale pendant quelques jours, il faut la faire analyser et voir le médecin.

ALBUMINURIE

Jusqu'à ces dernières années, l'albuminurie était attribuée exclusivement à une lésion rénale ou maladie de Bright. Depuis, il a été reconnu que nombre d'albuminuries pouvaient exister sans lésions rénales.

Beaucoup de personnes bien portantes ont de l'albumine après une émotion, une longue marche, un surmenage cérébral, de sorte que l'éminent professeur Guyon a pu dire qu'il était plus facile d'en trouver que de ne pas en trouver dans les urines.

L'albuminurique n'a donc plus à se désespérer, ni se croire condamné au lait toute sa vie comme autrefois ; beaucoup guérissent sans lait, celui-ci étant plutôt nuisible dans l'albuminurie des gens bien portants.

Comment savoir de quelle albuminurie vous êtes atteint ? Le procédé est très simple ; il suffit de recueillir les urines de la façon suivante :

1º Jetez les urines de la nuit, recueillez la première du matin avant d'avoir pris quoi que ce soit. Étiquetez : urine du matin ;

2º Recueillez la première après midi ; étiquetez : urine de midi ;

3º Recueillez l'urine du soir ; étiquetez : urine du soir.

Chaque urine est naturellement dans un flacon séparé, préalablement lavé et conservé au frais.

Vous portez les trois flacons à votre pharmacien en lui demandant de faire le dosage de l'albumine dans chaque flacon.

Pour la maladie de Bright, la proportion est sensiblement la même dans chaque flacon ; dans l'albuminurie curable, il y a peu ou pas d'albumine dans le flacon du matin et une proportion qui peut être considérable dans les autres.

Beaucoup de malades ont la fâcheuse habitude de doser eux-mêmes leur albumine avec le tube d'Esbach ; outre que le procédé est tout à fait faux, il a l'inconvénient grave de faire passer le malade par des alternatives de joie et de désespoir nuisibles à sa santé.

Quand l'albumine ne provient pas d'une maladie aiguë, grippe, scarlatine, qu'elle existe depuis deux à trois mois, il ne faut pas s'impatienter et se désespérer, elle est curable ; mais des années sont parfois nécessaires pour la faire disparaître.

DIABÈTE

Le diabète est comme l'albumine ; il y a des diabètes variables et intermittents ; quelques personnes en ont beaucoup certains jours et peu d'autres. A celles-là nous conseillons de faire faire l'analyse en trois flacons comme pour l'albumine.

Le diabète peut se reconnaître assez souvent par une soif inextinguible ; l'urine est plus abondante et la chemise est comme empesée ; il faut, dans ce cas, faire analyser.

Il y aurait encore beaucoup à dire sur ce sujet, mais nous avons tenu à donner seulement quelques idées générales et à appeler l'attention de nos lecteurs sur la nécessité absolue de faire souvent une analyse.

VERRUES

Les verrues peuvent être brûlées avec de l'acide nitrique ou de l'acide acétique. Mais le procédé de choix consiste dans l'application d'une pointe de feu au thermocautère.

Lorsque les verrues existent en grand nombre, il faut en rechercher la cause dans l'état général et faire appeler le médecin.

VOMITIFS

Les trois vomitifs dont l'usage est le plus fréquent sont l'*émétique*, qui ne doit être administré que sur l'ordonnance d'un médecin, le sirop d'*ipéca* et la poudre d'*ipéca*.

Le sirop d'ipéca est indiqué pour les jeunes enfants; la dose habituelle est d'une cuillerée à café toutes les cinq minutes jusqu'à vomissements.

La poudre d'ipéca, donnée à la dose de 1 gr. 50 c., est divisée en trois paquets.

Un premier paquet délayé dans de l'eau tiède est absorbé d'abord ; si au bout de cinq minutes il n'a pas provoqué de vomissements, un second paquet sera donné, puis un troisième. Entre chaque paquet, il est bon de faire boire au malade de l'eau tiède.

Sauf dans les cas d'empoisonnement qui nécessitent une intervention immédiate, ce vomitif doit être pris à jeun.

Pour augmenter l'action du vomitif, on mélange parfois la poudre avec le sirop, mais il faut alors agiter fortement le flacon pour que la poudre soit bien diluée dans le sirop. Pendant les deux heures qui suivent le dernier vomissement, il est interdit de donner à manger au malade.

VOMISSEMENTS

Pour combattre les vomissements, on fait usage de la potion de Rivière. (Voir *Potions.*) On peut faire boire aussi de la limonade gazeuse ou de l'eau de Seltz, en ayant bien soin que l'absorption du gaz soit complète, car, seul, le gaz carbonique arrête les vomissements.

VERS

Pour l'expulsion des vers de terre ou lombrics, l'emploi du semen-contra ou de la santonine est indiqué. Le semen-contra se prépare en infusion, à la dose de 10 grammes environ, c'est-à-dire la valeur de deux cuillerées à café, dans un verre d'eau chaude. Après avoir laissé infuser pendant une demi-heure, on sucre le liquide et on l'absorbe en une seule fois. Ce médicament, très désagréable au goût, est remplacé fort souvent par la santonine qui s'administre sous forme de chocolat.

Tous les matins, à jeun, on en donne une ou deux pastilles, mais il est indispensable que le malade n'absorbe pas de lait avant midi, parce que le lait détruit l'effet de ce médicament.

La santonine pure ou mélangée de sucre doit être administrée avec beaucoup de prudence, car, chez certains enfants nerveux, elle amène des troubles qui pourraient faire croire à des attaques de paralysie. Ces troubles ne présentent aucun danger, mais en raison de la vive émotion qu'ils donnent, il vaut mieux n'employer la santonine que sous forme de pastilles.

MÉDICAMENTS USUELS

DOSE ET MODE D'EMPLOI

Acide borique. — Peut être employé à l'intérieur, mais est irritant et ne doit être pris que sur ordonnance du médecin.

Sert surtout à préparer l'eau boriquée. La dose est de 40 grammes par litre, ce qui fait environ cinq cuillerées à soupe, et la dissolution doit être faite à chaud.

Acide citrique. — C'est l'acide du citron, des groseilles et des framboises. Il sert à préparer des boissons acides (limonades). A dose un peu forte, l'acide citrique est un poison, il ne faut donc pas en abuser, d'autant plus qu'il a l'inconvénient d'irriter l'estomac.

Acide phénique. — Très irritant; ne peut être employé à l'intérieur qu'à dose faible et sur ordonnance du médecin.

Sert à préparer l'eau phéniquée. Celle-ci est caustique et produit souvent des brûlures; il ne faut donc s'en servir qu'avec beaucoup de précautions.

Alcool camphré. — S'emploie en frictions, une à deux cuillerées dans de l'eau très chaude constituent un excellent remède contre les démangeaisons.

L'alcool camphré doit être préparé avec de l'alcool bon goût et non avec de l'alcool dénaturé; on peut le préparer soi-même en faisant dissoudre 100 grammes de camphre dans un litre d'alcool à 90°.

Alcoolat de Cochlearia. — S'emploie surtout comme dentifrice. Une cuillerée à café dans un verre d'eau.

Alcoolat ou Baume de Fioraventi. — S'emploie en frictions.

Pour les yeux, on doit en faire usage de la façon suivante :

Mettre l'alcoolat dans le creux de la main, frotter les mains l'une contre l'autre et les appliquer au-dessus des yeux de façon à les exposer aux vapeurs du baume de Fioraventi.

Alcoolat ou Eau de mélisse. — Se prend sur un morceau de sucre ou en cuillerée à café dans un demi-verre d'eau sucrée. — La plus employée est celle des Carmes, titrée à 90°; c'est de l'alcool presque pur, en user modérément ou suivant prescriptions.

Alcoolat vulnéraire. — S'emploie comme l'eau de mélisse ou en frictions comme le baume de Fioraventi.

Alcoolature d'aconit. — La dose maximum est de *vingt* gouttes par jour, sauf avis du médecin.

C'est un poison violent que nous conseillons de conserver dans une armoire fermée à clé et de n'employer qu'avec beaucoup de précautions.

Alcoolats de romarin et de thym. — S'emploient en frictions.

Alcoolat de lavande ou Eau de lavande. — S'emploie en frictions. Veiller à ce qu'elle titre 80°.

Celui du commerce, n'ayant habituellement que 50 à 60°, ne remplit plus les effets que l'on doit attendre d'une bonne friction.

Aloès. — Laxatif à la dose de 10 à 20 centigrammes; purgatif de 0 gr. 50 à 2 grammes. (Voir *Purgatifs.*)

Alun. — S'emploie quelquefois à l'intérieur, mais, étant toxique, il faut une ordonnance du médecin.

Sert surtout à préparer des gargarismes. La dose est d'une cuillerée à soupe dans un verre d'eau ou de décoction de feuilles de ronces.

Ne pas le confondre avec l'alun calciné qui est très irritant et s'emploie comme caustique.

Amidon. — Sert à préparer des cataplasmes, bains, lavements, etc. (Voir ces mots.)

En poudre, il a l'inconvénient de former une pâte sous l'influence de la transpiration.

Ammoniaque. — A l'intérieur, à la dose de dix gouttes dans un demi-verre d'eau, il sert à dégriser les ivrognes.

Pur, il sert à cautériser les piqûres venimeuses ou à faire comme une sorte de vésicatoire.

Antipyrine ou analgésine. — S'emploie à l'intérieur à la dose de 0 gr. 50 à 1 gramme en paquets, ou cachets. Il est préférable de ne pas dépasser 3 à 4 grammes par jour.

Pour la migraine, on obtient un bon résultat en prenant l'antipyrine dans une infusion chaude, thé, tilleul, menthe et en se mettant dans une chambre complètement noire; habituellement, on s'endort pendant une dizaine de minutes et la migraine a disparu.

L'antipyrine produit parfois une sorte d'urticaire douloureuse et tenace; dans ce cas, il faut absolument en cesser l'emploi.

En poudre ou en solution concentrée, l'antipyrine arrête les hémorragies. (Voir *Saignements de nez.*)

Antifébrine ou Acétanilide. — S'emploie contre la migraine. C'est un médicament dangereux qui ne doit être pris que par doses fractionnées. 0 gr. 25 au plus, sauf avis du médecin.

Arnica. — S'emploie en fleurs, 10 grammes infusés dans un litre d'eau bouillante; on passe à travers un linge très fin, car les fleurs d'arnica contiennent des sortes de petits poils très irritants pour le tube digestif.

En teinture, l'arnica s'emploie contre toutes sortes de blessures. Il ne faut pas oublier que l'arnica en tisane ou en teinture peut produire des accidents en raison de son action irritante sur les tissus.

Baudruche. — Sert pour les petites coupures. Se rappeler que, pour l'appliquer, il ne faut pas la mouiller, parce qu'elle forme des petits plis, mais mouiller l'endroit où on désire la mettre.

Baume du Commandeur. — S'emploie sur les coupures en le versant directement sur la plaie, ou dans les contusions en l'étendant de cinq à six fois son poids d'eau.

Baume Opodeldoch. — S'emploie en frictions contre les rhumatismes ; en étendre une petite quantité sur de la flanelle et frotter énergiquement.

Baume tranquille. — Sert en frictions. Pour obtenir un effet utile, il est nécessaire de frictionner doucement et longtemps. (Voir *Frictions.*)

Benzine. — Sert à enlever les taches de graisses. Se rappeler que la benzine est très inflammable et ne s'en servir que loin de toute lumière.

Bicarbonate de soude. — Sert à de nombreux usages. Pour les digestions difficiles, les aigreurs, les acidités, la dose est d'une cuillerée à soupe dans un demi-verre d'eau à prendre en une ou deux fois.

Beaucoup de personnes ont la fâcheuse habitude de faire un usage immodéré du bicarbonate de soude ;

il ne faut pas oublier que c'est un vrai médicament qui détruit les globules rouges du sang et dont l'emploi ne peut pas être prolongé trop longtemps sans danger.

Ne prenez donc pas du bicarbonate à chaque repas pour vous faire digérer ; attendez que vous souffriez et n'en prenez qu'à ce moment, d'autant plus que son action est presque immédiate.

Le bicarbonate de soude s'emploie aussi en gargarisme (2 cuillerées dans un demi-litre d'eau).

En mettant une cuillerée à café de bicarbonate dans un litre d'eau, en agitant et en décantant le liquide surnageant après vingt-quatre heures, on obtient une eau de toilette parfaite et très précieuse pour les dames qui ont la peau délicate.

Biscuits purgatifs et vermifuges. — Les faire prendre le matin à jeun, et bien veiller, pour les biscuits vermifuges, de ne pas donner de lait qui les empêche d'agir.

Bismuth. — S'emploie contre la diarrhée sous forme de sous-nitrate ou de salicylate.

La dose pour les enfants est de 0 gr. 25 à 1 gr.
—   adultes — 1 gr. à 4 gr.

On le prend habituellement en cachets ou en paquets, délayé dans de l'eau ou du lait, une dose toutes les heures jusqu'à cessation de la diarrhée.

Le bismuth colore les selles en noir, ce qui inquiète beaucoup lorsqu'on ne le sait pas.

Borax ou Borate de soude ou Biborax. — Le borax ne doit s'employer à l'intérieur que sur une ordonnance du médecin.

A l'extérieur, il sert à préparer des gargarismes (une cuillerée à soupe dans un verre d'eau); des lavages d'intestin (une cuillerée à café pour un litre d'eau bouillie); des collutoires (5 grammes pour 20 grammes de glycérine ou de miel rosat); des collyres, pommades, poudres dentifrices, etc.

Bromure de potassium. — S'emploie contre l'insomnie à la dose de 0 gr. 50 à 1 gramme dissous dans de l'eau sucrée ou dans une infusion de tilleul ou de fleurs d'oranger. C'est un spécifique des maladies nerveuses (épilepsie, hystérie, etc.); dans ce cas, la dose doit être fixée par le médecin.

Cataplasmes. (Voir ce mot.)

Cachets. (Voir ce mot.)

Charbon. — S'emploie contre les gaz et les fermentations intestinales. La dose est habituellement d'une cuillerée à café, prise en cachets ou délayée dans de l'eau.

Demander le charbon de peuplier qui est plus pur.

Coaltar. — S'emploie en lavages contre les démangeaisons; deux cuillerées à soupe pour un demilitre d'eau *très chaude*; en injections, deux à trois cuillerées pour deux litres d'eau bouillie.

Collodion. (Voir ce mot.)

Coton hydrophile, phéniqué, boraté, salicylé. (Voir *Plaies et Pansements.*)

Coton iodé. — Le coton iodé, placé à l'endroit où l'on désire faire la révulsion, doit être recouvert de laine et de taffetas gommé.

De temps en temps, il est nécessaire d'examiner s'il ne se forme pas une plaie. Beaucoup de personnes, en effet, le mettent le soir, s'endorment et se réveillent le lendemain avec une vraie brûlure.

Chlorure de chaux. — S'emploie comme désinfectant. Se rappeler qu'il brûle le linge et le mettre sur des assiettes dans les endroits que l'on veut désinfecter.

Eau albumineuse. (Voir ce mot.)

Eau boriquée. (Voir ce mot.)

Eau blanche. (Voir ce mot.)

Eau de goudron. (Voir ce mot.)

Élixir parégorique. — Préparation à base d'opium qui ne doit être employée qu'avec beaucoup de précaution. C'est un excellent médicament contre les coliques. La dose est de vingt gouttes dans une infusion chaude ou sur un morceau de sucre; on renouvelle la dose toutes les demi-heures jusqu'à cessation des coliques, sans dépasser toutefois 2 cuillerées à café par jour.

Éther. — La dose est d'une cuillerée à café dans un verre d'eau sucrée, ou quelques gouttes sur un morceau de sucre.

En cas de syncope, on le fait respirer en débouchant le flacon et en le passant sous les narines du malade.

Les flacons d'éther doivent toujours être bien bouchés pour éviter la formation de vapeurs qui, plus lourdes que l'air, tombent sur le sol et s'enflamment au contact du feu.

L'éther s'emploie aussi en capsules, qui sont faciles à emporter, mais qui ont l'inconvénient de se dissoudre lentement dans l'estomac.

Essence de térébenthine. — S'emploie en capsules ; ne pas en mettre quelques gouttes dans l'eau comme le font certaines personnes, car l'essence du commerce est impure et très irritante. Pour l'usage interne, elle doit être rectifiée soigneusement. L'essence de térébenthine s'emploie aussi en frictions et sur des cataplasmes. (Voir ce mot.)

Fécule de pommes de terre. — S'emploie pour poudrer ou pour faire des cataplasmes. (Voir ce mot.)

Gélatine. — Sert à préparer des bains, 500 grammes pour un bain.

Glycérine. — La glycérine est un excellent aliment. Des essais faits sur des soldats ont montré que 200 grammes de glycérine suffisent à nourrir complètement un homme qui fait 30 kilomètres par jour. Habituellement on l'emploie à la dose d'une ou deux cuillerées par jour dans une tasse de lait ou une infusion ; elle remplace le sucre pour les diabétiques.

A l'extérieur, elle est employée pour les engelures et les coupures. Sert aussi à préparer un lavement laxatif. (Voir ce mot.)

Glycérolé d'amidon. — S'emploie en pommade comme la vaseline.

Glycérophosphate de chaux. — Tonique et reconstituant à la dose de 1 à 2 grammes par jour pur ou granulé.

Huile camphrée. — S'emploie en injections hypodermiques sur ordonnance du médecin. A l'extérieur contre les douleurs, frotter légèrement et longuement et recouvrir d'ouate ou de flanelle.

Huile de ricin. (Voir ce mot.)

Huile de foie de morue. (Voir ce mot.)

Huile de Harlem. — La dose est de 10 à 20 gouttes par jour. Sa saveur désagréable fait qu'il est préférable de l'employer en capsules.

Iodure de potassium. — S'emploie à l'intérieur à doses variables selon l'ordonnance du médecin. La dose maximum est habituellement de 2 grammes par jour.

L'iodure de potassium produit des troubles aux yeux, mal à la tête, début de rhume, parfois des boutons, mais il ne faut pas s'en inquiéter, c'est l'effet du médicament.

Ipéca. (Voir *Vomitifs*.) La dose pour les enfants est de 1 gramme en 3 paquets; chaque paquet étant donné à dix minutes d'intervalle.

Laudanum. — C'est un poison violent; à l'extérieur, il s'emploie pour arroser les cataplasmes à la dose de 30 gouttes à 1 cuillerée à café selon la grandeur du cataplasme. A l'intérieur, de 5 à 20 gouttes, en cas de douleurs d'estomac ou de coliques.

La dose maximum est 40 gouttes par jour.

Liqueur de Fowler. — Préparation à base d'acide arsénieux. Poison violent.

Maximum : 20 gouttes par jour, sauf ordonnance du médecin.

Onguent populeum. — S'emploie contre les hémorroïdes.

Onguent de la Mère. — S'emploie pour faire aboutir les abcès; en mettre gros comme une noisette sur l'abcès ou, de préférence, sur un cataplasme de farine de lin.

Sirop antiscorbutique, Sirop de raifort iodé, Sirop iodo-tannique. — Une cuillerée matin et soir, pour les enfants.

Sulfate de quinine. — La dose varie de 0 gr. 20 à 1 gramme par jour.

Le sulfate de quinine ne doit pas être pris pendant la fièvre ou pendant l'accès de névralgies, car il augmente la fièvre et la douleur. Le prendre deux heures avant. Si, par exemple, l'accès de fièvre ou de névralgie débute à 5 heures, prendre le sulfate de quinine à 3 heures.

Ceci s'applique à tous les sels de quinine (chlorhydrate, bromhydrate, valérianate, etc.).

Sulfate de magnésie ou de soude. — Pour les enfants : de 10 grammes à 15 grammes. Pour les adultes de 40 à 60 grammes. (Voir ce mot.)

Teinture d'iode. (Voir ce mot.)

Vaseline. — Ne s'absorbant pas par la peau, il suffit de l'étendre sans frotter.

Vins de quinquina, de kola, de coca, de gentiane, etc. — Ces vins doivent être pris pendant ou après les repas, car ils irritent le tube digestif.

LABORATOIRE SPÉCIAL
D'ANALYSES D'URINES

CH. PEJAUDIER

Pharmacien de Première Classe
MÉDAILLE D'HONNEUR DU MINISTRE DE L'INTÉRIEUR

47, avenue Malakoff. — PARIS

Recueillir les urines du jour et de la nuit, les mélanger et en envoyer un demi-litre environ au laboratoire en mettant son nom sur le flacon.

Les personnes habitant Paris peuvent faire cet envoi par *colis postal parisien* à o fr. 25.

Celles de la province, par colis postal à domicile, o fr. 85.

Celles de l'étranger, par colis postal international en déclarant : « Urine à analyser. » Si le flacon devait mettre plus de deux jours à arriver, lui ajouter une cuillerée à café d'éther par demi-litre pour que l'urine arrive en bon état de conservation.

Écrire par lettre (la correspondance par colis postal n'étant pas admise), pour annoncer l'envoi, donner son âge, son poids approximatif et indiquer si l'on suit un régime.

Dans les cas de diabète et d'albumine, il est bon d'indiquer la quantité d'urine émise dans les vingt-quatre heures. Le prix de l'analyse est habituellement de 10 francs, sauf s'il s'agit de recherches spéciales. Elle est gratuite pour les indigents.

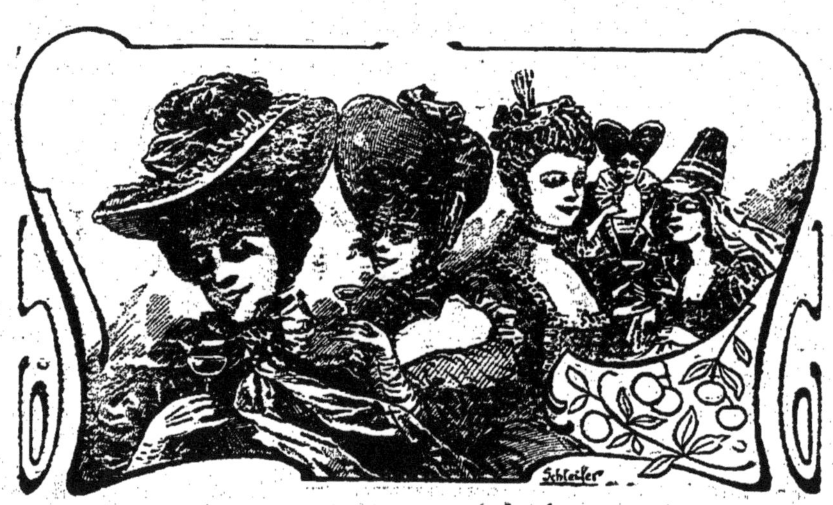

TONIQUE BALÉAR

TONIQUE BALÉAR

Fortifiant - Apéritif - Digestif

Souverain dans tous les cas

d'ANÉMIE, de NEURASTHÉNIE
et de SURMENAGE PHYSIQUE
et CÉRÉBRAL

Le **TONIQUE BALÉAR** est un réparateur puissant et un stimulant énergique.

Il convient dans tous les cas de faiblesse, que celle-ci provienne de maladie (Anémie, Chlorose, Neurasthénie) ou de surmenage physique et intellectuel.

Son action bienfaisante s'exerce sur toutes les fonctions vitales. Il régularise la circulation du sang, donne de l'appétit et augmente le nombre des globules rouges. Il active la digestion et supprime les gaz, la lourdeur et la somnolence après les repas. Facilitant la diurèse, il permet l'élimination rapide des déchets de l'organisme.

C'est un tonique puissant des cellules cérébrales; les troubles de tête, les vertiges, les absences de mémoire, la difficulté à faire un travail intellectuel disparaissent lorsque l'on en fait usage.

Son action s'exerce aussi de la façon la plus heureuse sur cet état si commun de nos jours où, sans être malade et obligé de garder le lit, tout est lassitude et ennuie. Le travail devient impossible, le cerveau est toujours vide; la digestion se fait lentement; le cœur vibre, et aucune fonction ne se fait bien. La fatigue est plus grande au lever qu'au coucher; les choses les plus futiles prennent une grande importance. On voit tout en noir et l'on n'a plus de goût à rien. En prenant notre **Tonique** pendant quelque temps, on retrouvera bien vite la gaieté et l'équilibre moral et physique.

Le **TONIQUE BALBAR** est le remède souverain contre la fatigue corporelle et il s'impose à tous les hommes de sport, ainsi qu'aux ouvriers de la ville et des champs. Par son emploi, la plus rude journée ne laisse aucune trace de fatigue.

Les adultes ne sont pas les seuls qui doivent l'employer; il convient aussi aux enfants fatigués par la croissance et les études, et aux vieillards affaiblis par les années et les vicissitudes de la vie.

Le **TONIQUE BALBAR**, guérissant la faiblesse, constitue un excellent préservateur des maladies. Si un léger rhume se change en bronchite, si la grippe devient grave, si les maladies d'estomac et d'intestin durent souvent de longs mois, cela tient à ce que notre organisme éprouvé par la faiblesse n'a pas pu lutter contre la maladie.

Pour se bien porter, il est donc indispensable d'être fort, et, comme fortifiant énergique, notre Tonique est tout indiqué.

En résumé, tous ceux qui sont anémiés par le travail ou la maladie, tous ceux qui ont besoin d'être en pleine possession de leur force physique et de leur activité intellectuelle, tous ceux qui veulent éviter d'être malades devraient en faire usage. Ils n'y trouveront d'ailleurs que du plaisir ; son goût agréable lui permettant d'être accepté par les plus difficiles.

MODE D'EMPLOI

Un à deux verres à liqueur avant ou après les repas.

Pour les enfants, il est préférable de l'étendre d'eau.

Comme fortifiant rapide, il peut être pris à n'importe quelle heure de la journée. Dans du **thé**, de l'eau chaude, **comme grog** ; de l'eau de **Vichy**, d'**Évian** ou une eau minérale quelconque, il constitue une boisson agréable qui n'irrite pas l'estomac.

Sous cette forme, il convient particulièrement aux dames fatiguées par le travail, les visites, les réceptions, etc.

Les grandes personnes peuvent sans inconvénient augmenter la dose.

Prix du flacon 4 francs.

Dépôt : PHARMACIE PEJAUDIER
47, avenue Malakoff, Paris
et dans toutes les pharmacies.

HYGIÈNE SCIENTIFIQUE

DE LA BEAUTÉ

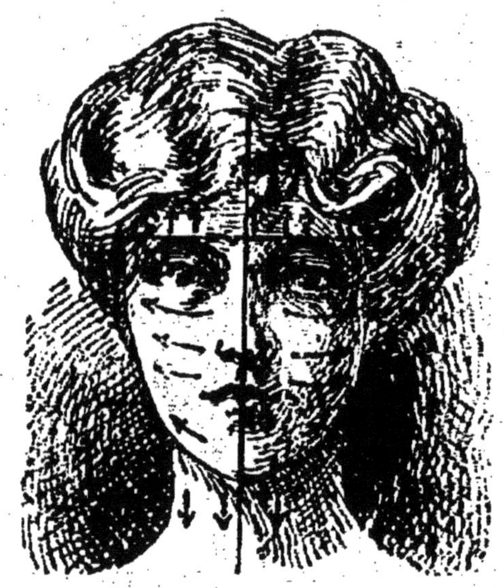

Masséina

~~~~~~~~

La **MASSÉINA** raffermit la peau, enlève les rides, fait disparaître les rougeurs, les points noirs et les taches de rousseur.

Elle remplace avantageusement la vaseline et le cold-cream pour le nettoyage du visage.

Elle est indispensable aux personnes vivant au grand air, au bord de la mer ou faisant de l'automo-
~~~~~~~~

blle, car elle empêche le hâle et les gerçures de la peau.

Pour en ressentir les bons effets, il est nécessaire de l'employer de la façon suivante :

La *Masséina* étant prise avec l'extrémité des doigts, on la passe en massant légèrement et en allant du milieu du visage vers les oreilles, des sourcils vers la racine des cheveux, du menton en descendant vers la poitrine. (Voir la direction des flèches sur la figure ci-contre.) On laisse la *Masséina* pendant une demi-heure et on l'enlève avec de l'eau tiède.

Quand la peau est devenue belle, on peut cesser le massage et employer la *Masséina* pour fixer la poudre de riz.

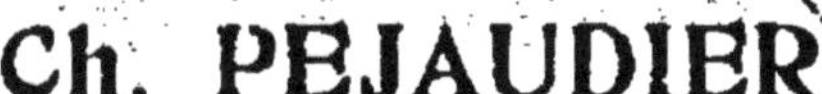

Prix du Grand Pot. 5 francs.
— du Petit — 3 —

Envoi franco contre mandat ou bon de poste.

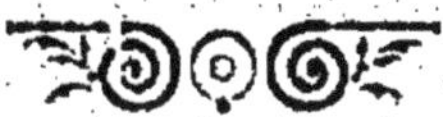

Ch. PEJAUDIER

PHARMACIEN

47, avenue Malakoff. - PARIS

MÉDICAMENTS USUELS

IMPRIMERIE F. JOURDAN, 36-38, RUE DE LA GOUTTE-D'OR. — PARIS.